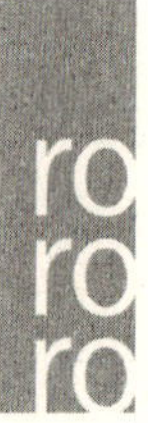

ro
ro
ro

KARSTEN RICHTER
NATALY BLEUEL

BLOCKADEN LÖSEN

Wie wir wieder in den Flow des Lebens kommen

Rowohlt Taschenbuch Verlag

Originalausgabe
Veröffentlicht im Rowohlt Taschenbuch Verlag,
Hamburg, Januar 2024

Redaktion Antje Korsmeier
Covergestaltung zero-media.net, München
Coverabbildung FinePic®, München
Satz aus der Chronicle Text G1
bei Dörlemann Satz, Lemförde
Druck und Bindung CPI books GmbH, Leck
ISBN 978-3-499-01207-5

Die Rowohlt Verlage haben sich zu einer nachhaltigen Buchproduktion verpflichtet. Gemeinsam mit unseren Partnern und Lieferanten setzen wir uns für eine klimaneutrale Buchproduktion ein, die den Erwerb von Klimazertifikaten zur Kompensation des CO_2-Ausstoßes einschließt. Weitere Informationen finden Sie unter www.klimaneutralerverlag.de

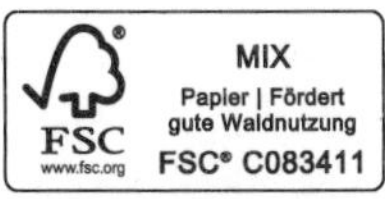

INHALT

VORWORT: BLOCKIERT! WORUM ES GEHT

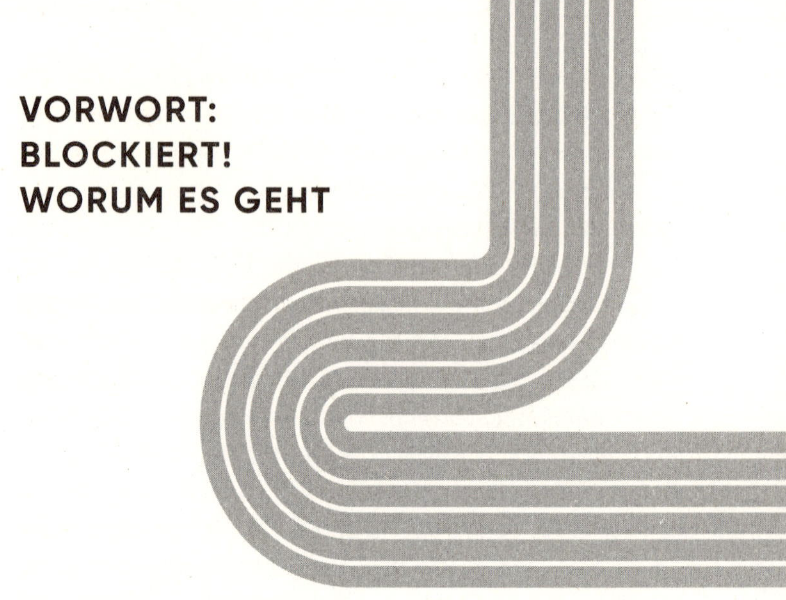

BLOCKADEN GEHÖREN in unserer Gesellschaft zu den am weitesten verbreiteten Beschwerden. Viele von uns kennen das: Du stehst morgens auf und erwartest nichts Schlimmes. Du schüttelst die Bettdecke aus, bückst dich zu den Hausschuhen runter, und im Hochkommen macht es plötzlich zack und rastet ein. Es ist dieser eine kleine Moment in der Bewegung, zack, da ein Nerv zwischen zwei Knochen geraten ist. Zumindest fühlt es sich so an. Als hätte in deinem Rückgrat eine Zange zugekniffen. Es ist ziemlich schmerzhaft. Nichts geht mehr.

Oder: Du stehst beim Einkaufen an der Kasse, gleich bist du dran. Und wie du auf den Kartenleser zukommst, merkst du's schon: Tausend Mal getippt, aber jetzt fällt dir deine verdammte PIN nicht mehr ein – Blackout!

Was passiert da? Weshalb haben wir solche Blockaden scheinbar aus dem Nichts heraus? Wieso funktioniert das, was ansonsten problemlos geschieht, mit einem Schlag nicht mehr? Und wie können wir mit solchen Situationen umgehen, wie beugen wir ihnen vor?

Eine Blockade ist ein Zustand der Nichtbewegung, der oft mit Schmerzen verbunden ist. Aus wissenschaftlicher Sicht gibt es dazu Hypothesen, aber erstaunlicherweise keine gesicherte Erkenntnis. Wir erleben Blockaden im Körper am offensichtlichsten im orthopädischen Bereich als Gelenk- oder Wirbelsäulenblockierungen. Es gibt aber auf gewisse Weise auch Blockierungen in den Organen, im Unterleib, in den Arterien, im Kopf, in Beziehungen und in Gesellschaften, wie zum Beispiel in einer Pandemie, die die ganze Welt in eine Art globalen Stillstand versetzen kann. All diesen Phänomenen wollen wir uns auf den folgenden Seiten widmen.

In erster Linie arbeiten wir Osteopathen oder Physiotherapeutinnen mit dem Auftrag der Patienten, körperliche Beschwerden durch Berührung zu behandeln und zu lindern. Dabei erleben wir quasi täglich, dass bei der Behandlung körperlicher Beschwerden Emotionen auftauchen, die direkt auf die Psyche verweisen. Das ist nicht weiter verwunderlich, denn bei der Osteopathie, dieser unter Patienten beliebten und oft so erfolgreichen Medizin, geht es um viel mehr als um Anatomie und Physiologie. Nämlich um den ganzen Menschen, darum, wie er sich bewegt, fühlt, denkt, handelt. Entsprechend nehmen wir Symptome und Beschwerden als kommunikative Si-

gnale zwischen Körper, Kopf, Psyche und Umwelt wahr. Anders gesagt: Im Körper ist die ganze Geschichte eines Menschen abgespeichert.

Mit diesem Buch möchten wir verständliche Erklärungen und konkrete Hilfestellung für den Umgang mit Blockaden geben. Denn wenn du mehr über das Funktionieren des eigenen Körpers und das Zusammenspiel von Soma und Psyche weißt, kannst du ganz anders mit Beschwerden umgehen und von der Blockade in den Flow des Lebens kommen. Mit dem Flow des Lebens meinen wir jenen Zustand, wenn du ganz in deinem Körper verankert bist und dich sinnlich, körperlich und empfindsam dem Leben hingeben kannst, ohne Scham, Angst, unnötiges Wollen oder überflüssige Gedankenkonzepte. Klingt gut, oder?

Im ersten Kapitel geht es um einige typische Blockaden, mit denen wir es spürbar im Körper zu tun haben; das geht vom Hexenschuss über Rheuma oder Parkinson bis hin zu Schwierigkeiten bei der Empfängnis. Das Kapitel liefert keineswegs eine umfassende Aufstellung sämtlicher Blockaden, die es gibt. Vielmehr geht es darum, dass du einen Eindruck bekommst von der Vielzahl an Blockaden und von den vielfältigen Zusammenhängen, in denen sie stehen können. Dabei gehe ich mitunter physiologisch etwas ins Detail, denn das ermöglicht uns, bestimmte psychosomatische Zusammenhänge zu erkennen. Natürlich gibt es Beschwerden, die einen konkreten Auslöser haben, weil man vielleicht zu schwer getragen hat, und die sich lösen lassen, indem man den betroffenen Bereich

weich macht, also dort gezielt Spannungen löst. Aber als Osteopath untersuche ich sozusagen die Verkettungen im Körper, und oft zeigt sich, dass die Entstehungsbedingungen einer Blockade komplexer sind und zum Beispiel auf ein Organ verweisen. Ich bin geschult in der chinesischen Medizin, und dort werden den Organen bestimmte psychische Bilder zugeordnet. Das ist sehr aufschlussreich, und ich werde auf diesen Aspekt im Laufe des Buches immer wieder zurückkommen. Denn oft erlebe ich, dass psychische Belastungen eine körperliche Blockade auslösen oder dass umgekehrt eine körperliche Blockade zu einer psychischen führt. Für diesen Unterschied arbeiten wir mit dem Begriffspaar «top-down» und «bottom-up». Topdown bedeutet, dass sich das Mentale auf das Körperliche auswirkt, während bottom-up zum Ausdruck bringt, dass Bewegung und Berührungen am Körper eine Auswirkung auf den Kopf haben, also mentale Zustände beeinflussen können. Das erste Kapitel führt somit auf anschauliche Weise in die vielfältigen Zusammenhänge von Körper und Psyche ein.

Im zweiten Kapitel dreht sich alles um Bewegung. Denn eine Blockade ist das Gegenteil von Bewegung. Das heißt, wenn wir wirklich begreifen, wie wichtig Bewegung für uns ist, sowohl physisch als auch psychisch, können wir ganz praktisch etwas für unsere Gesundheit tun. Nicht umsonst sagte Andrew Taylor Still, der Begründer der Osteopathie im 19. Jahrhundert: «Krankheiten finden kann jeder, Gesundheit zu finden, ist das Ziel des Osteopathen.»

Im dritten Kapitel geht es um die Frage, wie das in einer Kultur vorherrschende Menschenbild das Körperbild der in dieser Kultur lebenden Menschen beeinflusst. Das klingt vielleicht erst mal etwas abstrakt, hat aber ganz konkrete Auswirkungen. Zunächst untersuchen wir zwei Dinge, die für das Körperbild wichtig sind: das Phänomen des «Flow», also eine Art verkörperlichte Aufmerksamkeit, und die Macht der Gedanken auf unser Denken, Handeln und Fühlen. Des Weiteren kann man im Hinblick auf das Menschenbild – ganz grob – zwischen der östlichen und der westlichen Tradition unterscheiden. Die westliche Tradition, das sind wir, mit einer seit Jahrhunderten philosophisch begründeten Trennung zwischen Körper und Geist und einem Primat der Schulmedizin. Schon Platon sagte: hier die Ideen, dort die Materie. Und die Kirche drohte: Der Geist ist rein, der Körper schmutzig. Ein Asiate hingegen würde lachen, wenn wir sagen, Körper und Geist seien voneinander getrennt. Man macht in der fernöstlichen Tradition keinen Unterschied zwischen Kopf und Körper, Geist oder Materie, Seele oder Leib, body und mind, sondern beides ist immer schon miteinander verschlungen. Sinnbildlich findet dies seinen Ausdruck im Tao-Zeichen.

Wir greifen diese Sicht auf den Menschen auf und entwickeln dafür den noch relativ neuen und kognitionswissenschaftlichen Begriff des «Embodiment» weiter, mit dem wir uns im vierten Kapitel beschäftigen. Embodiment heißt: Wir denken vom Körper her. Wir benutzen unseren Kopf nicht nur, um den Körper zu kontrollieren,

sondern wir sind diese Körper, um mit der Welt zu kommunizieren. Embodiment spielt in unserem Verständnis von körperlicher und geistiger Gesundheit eine zentrale Rolle.

Im fünften Kapitel widmen wir uns umfassend der Frage: Was hilft? Natürlich ist es bei manchen Blockaden sinnvoll, einen Experten oder eine Expertin aufzusuchen, sei es eine Physiotherapeutin, einen Osteopathen, einen Arzt oder eine Psychotherapeutin. Wir gehen auf ganz unterschiedliche Therapieansätze ein, von der Psychoanalyse über die Narrative Expositionstherapie bis hin zur cranio-sacralen Methode. Doch auch du selbst kannst im Alltag ganz viel tun, um Blockaden zu lindern oder ihnen vorzubeugen. Wir erläutern die Bedeutung von Schlaf und Schlafhygiene, von Körperausdruck und Bewegungskünsten wie Yoga und Qigong, vom Singen, Fasten und Meditieren. Das Spektrum ist breit, und nicht alles ist für jeden Menschen, jede Beschwerde und jede Lebenssituation geeignet. Doch jeder von uns verfügt über vielfältige Möglichkeiten der Selbstheilung, und dazu möchten wir dich inspirieren.

So bietet dieses Buch Hilfe auf zwei Ebenen an: Erstens findest du in jedem Kapitel konkrete Übungen, die du leicht zu Hause ausprobieren und durchführen kannst. Sie haben Tausenden meiner Patienten geholfen, sich wohl- und in ihrem Körper ganz zu fühlen. Und dieses ganzheitliche Empfinden, Embodiment, ist zweitens die Möglichkeit, auf einer grundlegenderen Ebene zu heilen. Denn wenn es uns gelingt, die Verbindung zwischen Kör-

per und Geist wieder zu stärken – wenn wir wieder mehr ins Fühlen kommen und anfangen, mit dem Körper zu denken –, werden sich viele Blockaden gar nicht erst einstellen. Dass das nicht von heute auf morgen geschieht, ist klar. Embodiment braucht Zeit. Aber die kannst du dir nehmen.

Wieso Blockaden übrigens auch ein Potenzial darstellen, erfährst du am Ende des Buches. So viel sei an dieser Stelle verraten: Es hat mit Wachstum zu tun und mit dem Flow des Lebens!

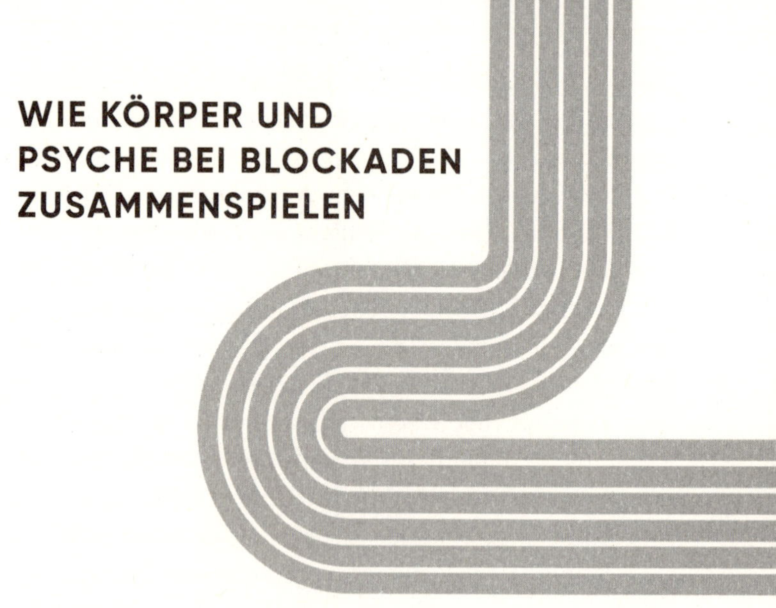

WIE KÖRPER UND PSYCHE BEI BLOCKADEN ZUSAMMENSPIELEN

FÜR KENNER von Blockaden ist die Heilkunst der Osteopathie: Anatomie und Physiologie plus professionelle Berührung. Sie orientiert sich an Schmerzen und verfolgt Spannungen im Körper wie bei einer Detektivarbeit, vom Triggerpunkt zur Ursache. Denn wo der Körper Schmerzen anzeigt, liegt die Ursache häufig nicht. Es ist ähnlich wie bei einem Kontrolllämpchen in der Armatur eines Autos, das man auch nicht ausbaut, weil es leuchtet; vielmehr veranlasst es einen Mechatroniker, nach der Ursache zu suchen, ob im Motor, an der Achse oder den Reifen. Im Körper entspricht das den Knochen, den Muskeln, dem Gewebe oder den Organen, die über Faszien miteinander verbunden sind. Blockierende Dauerschmerzen sind wie ein leuchtendes Kontrolllämpchen

das Zeichen, dass der Körper in seinem Selbstheilungsprozess feststeckt, weil ihm die Kraft dazu abhandengekommen ist.

Allerdings besteht der Mensch nicht nur aus Knochen, Muskeln und Faszien. Sondern auch aus Nerven, die weh- und wohltun; einer Immunkraft, die ihn stark oder schwach macht; Hormonen, die Stimmungen erzeugen; und aus Gefühlen, die sich aus dem Körper in den Kopf zu bewegen scheinen. Und weil die Osteopathie den ganzen Menschen behandelt, befasst sie sich nicht nur mit Bandscheibenvorfällen oder Meniskusbeschwerden, sondern auch mit Tinnitus oder Asthma, Unterleibsbeschwerden und Burn-out, mit Fatigue, Depressionen und neuerdings Post-Covid. Deswegen kann ein Blockaden-Experte mit seinen Händen, seiner Zeit und seiner Zuwendung nicht nur etwas im Körper bewirken. Sondern auch im Kopf. Oder besser gesagt: am Gerüst und an den Gemütsbewegungen des Menschen.

In diesem Kapitel wollen wir betrachten, wie sich Blockaden phänomenologisch darstellen: Was ist? Und wie empfinden wir es?

BLOCKADEN DES BEWEGUNGSAPPARATS

Beginnen wir mit dem Beispiel aus der Einleitung, das den Bereich des Bewegungsapparates betrifft. Du bückst dich und spürst im Hochkommen, wie der Schmerz einschießt, als wäre ein Wirbel ausgerastet. Das ist mitunter

so schmerzhaft, dass man sich kaum noch bewegen kann. Der **Hexenschuss** schmerzt in der Wirbelsäule – meist im Bereich der Lendenwirbel oder der Gelenke zwischen den Wirbeln, den Facettengelenken –, im Kreuzbein und im Darmbein, dem sogenannten Iliosakralgelenk und zuweilen auch weiter oben. Oft verkanten die Wirbel im Bereich der Facettengelenke. Jeder Wirbel hat diese Gelenke, die wie Dachziegel übereinanderliegen und sich so in einer Führung verbinden, damit der Wirbel sich beugen, drehen und zur Seite neigen kann. Man geht davon aus, dass sich diese fingernagelgroßen Facettengelenke beim Hexenschuss nicht mehr richtig öffnen und schließen. Daraufhin gibt es einen Muskelspasmus, das heißt, der Muskel zieht sich zusammen, quetscht die Nerven und reizt das Bindegewebe, sodass man sich nicht mehr bewegen kann.

Am Iliosakralgelenk, im Kreuz, wo es sehr oft schmerzt, weil dies ein zentrales Gelenk ist, das den Körper mit den Beinen verbindet und viel Gewicht trägt, funktioniert der Mechanismus ein klein bisschen anders. Das Gelenk läuft hier in einer Art Schiene. Sie ist dafür da, dass wir uns im Becken geschmeidig drehen und neigen können. Wenn das hakt, tut schon das Gehen weh. Ich kenne das leider auch gut, dann kann ich kaum die Socken anziehen, weil ich dafür das Bein heben müsste. Dafür müsste sich das Darmbein um das Kreuzbein herum bewegen. Ist aber blockiert. Und auch die Bewegung nach hinten in die Streckung kann wehtun. Dieser **Kreuzschmerz** geht zuweilen so tief, dass er ins Bein ausstrahlt, den hinteren

Oberschenkel hinunter oder in den vorderen Oberschenkel.

Warum das passiert, dafür gibt es in der Medizin noch immer bloß Vermutungen und Hypothesen. Wenn der Schmerz morgens einschießt, bringen wir Körpertherapeuten das häufig in Verbindung mit Spannungen, die sich in der Nacht aufgebaut haben. Denn oft werden beim Träumen Erlebnisse verarbeitet, und dabei knirscht oder beißt man mit den Zähnen, wodurch Druck auf den **Kiefer** ausgeübt wird. Das ist eigentlich normal, aber wenn der Druck eine gewisse Dauer und Intensität überschreitet, kann es zu einem Feedback in der Halswirbelsäule führen, sodass sich die Muskeln im Nacken verspannen. Sie sind sehr fein und sensibel gesteuert, und die Spannung kann sich bis hinunter in die Lendenwirbelsäule übertragen. Dann fühlen wir uns nach dem Aufstehen wie gemartert, und es blockiert vielleicht ein ohnehin schon leicht angeschlagener Wirbel.

Natürlich kann das auch durch rein physische Überlastung geschehen, beispielsweise wenn man schwer getragen hat und die Gelenke durch eine Dauerüberlastung vielleicht schon entzündet sind. Oder wenn man sich zu wenig bewegt, den ganzen Tag im Bürostuhl oder an der Schulbank hängt. Dann blockieren mitunter einzelne Etagen der Wirbelsäule. Es geht auch andersherum, dass die Blockade durch Verkanten zuerst am Gelenk entsteht, um dann die Verspannung auszulösen.

Körpertherapeuten wie Osteopathinnen oder Chiropraktiker beschäftigen sich immer intensiv mit **Gelenk-**

blockaden. Der Gründervater der Osteopathie und damit all der modernen manualtherapeutischen Verfahren, Andrew Taylor Still, hat im 19. Jahrhundert als Erster beschrieben, dass Gelenke blockieren und damit sowohl den Fluss des Blutes als auch den Informationsfluss der Nerven unterdrücken, sodass der Körper krank werden kann. Einer seiner Schüler, der Erfinder der Chiropraktik Daniel David Palmer, sprach von Gelenkverrenkungen, die durch Rausrutschen entstünden und wieder eingerenkt gehörten. Später entstand in der Osteopathie das neurologische Konzept, dass sich die Muskeln aufgrund von Nerven-Triggern um die Gelenke zusammenzögen.

So entstanden einige Methoden, um solche Blockaden zu lösen. Man versucht zum Beispiel, einen Impuls im Gelenk zu setzen. Das kann man mit einer schnellen Bewegung tun. Dahinter steckt die Idee, dass die Bewegung schneller ist als die des Muskels, sodass er in seiner eingefahrenen Haltung quasi überrascht oder hintergangen wird. Wir nennen das «direkte Manöver», im Volksmund sagt man: «Kannst du mir das mal einknacksen?»

Es gibt auch Techniken, die genau andersherum funktionieren, indem sie *mit* der Blockade gehen. Man kann das selbst ausprobieren: Anstatt die Wirbelsäule gegen die Spannung, meinetwegen nach links hinüberzubeugen, geht man nach rechts in die Schonhaltung, die der Körper ohnehin automatisch angenommen hat, und zwar so weit, dass man die Schonhaltung ein Stück weit übertreibt. So kann sich die Muskulatur entspannen und ihre Spastizität aufgeben.

Diese beiden Techniken lassen sich natürlich auf viele Blockaden übertragen: Kämpfe ich gegen die Blockade an oder lasse ich mich auf sie ein? Wir nennen diese indirekten Techniken auch «Jones-Techniken», und die kann jeder selber durchführen! Der Osteopath hält zusätzlich noch spezifische Punkte gedrückt, die anfangs schmerzen können und bei späterer Schmerzfreiheit den Erfolg der Behandlung anzeigen.

ÜBUNG:
JONES-TECHNIK

Wenn du eine Blockade in der Lendenwirbelsäule hast, leg dich auf den Rücken (egal ob auf dem Boden oder im Bett) und zieh deine Beine in Richtung Bauch an. Dann suchst du den Punkt, an dem du am wenigsten Schmerzen hast. Nun bewegst du nach dem gleichen Prinzip deine angezogenen Knie nach links und rechts. Als Nächstes schiebst du in dieser Position zuerst die eine und dann die andere Hand auf dem Boden in die dem Kopf entgegengesetzte Richtung, sodass du mit dem Oberkörper eine Seitneigung erwirkst und auch hier spürst, wo der Moment mit dem geringsten Schmerz ist. So hast du in allen Bewegungsebenen um den Schmerz herum Beugung, Neigung und Streckung getestet. In der entspanntesten Haltung kann nach zwei Minuten ein Gefühl der Entspannung eintreten. Wenn möglich, bleibe 20 Minuten so liegen. Dadurch lassen die Muskelspindeln in den Muskeln nach und lösen den Spasmus, also den Krampf, auf.

MANCHE GEHEN mit einer Wirbelsäulenblockade zum Arzt und lassen sich eine Spritze geben. Darin sind Stoffe wie Kortison enthalten, die den Schmerz hemmen und eine Entzündung der Muskulatur beruhigen, die durch die Reizung möglicherweise entstanden ist. Mit Wärme oder Kälte kann man ebenfalls versuchen, über die Haut und das Gewebe einen reflexfördernden Reiz auf die Wirbelsäule auszulösen. Das ist auch ein Erklärungsmodell dafür, warum Akupunktur hier funktionieren kann: Der Reiz der Nadel im Gewebe kann den Teufelskreis der Selbsterregung eines angespannten Muskels durchbrechen. Denn die sensiblen, also fühlenden Fasern der Haut leiten schneller, als die Schmerzfasern ihre Informationen ins Rückenmark senden können. Es ist, als würde man die Kreuzung der (Info-)Autobahn mit Autos für Hautreize besetzen, sodass die Autos für Schmerzinformationen nicht mehr zum zentralen Nervensystem durchkommen. Der Schmerz wird überlagert, und so gelingt es, den sich aufschaukelnden Kreis von Schmerz und Spannung zu durchbrechen. Genau das tun wir, wenn wir unbewusst in eine Schonhaltung gehen: den wiederholt scharf einschießenden Schmerz vermeiden.

Das ist die Definition der Blockade, wie ich sie als Arbeitshypothese aus der körpertherapeutischen Praxis durch Erfahrung und Beobachtung, also phänomenologisch, herleiten kann. Wissenschaftlich ist, wie gesagt, noch nicht geklärt, wie Blockaden entstehen. Man kann sie oft nicht einmal auf bildgebenden Verfahren wie

Computertomografien (CT) oder Magnetresonanztomografien (MRT) sehen. Dass beispielsweise das Facettengelenk klemmt wie die Schublade einer Kommode, kann man auf Standbildern zumeist nicht erkennen. Dafür braucht man dynamische Bilder von Bewegungen. Man müsste im Röntgen filmen.

Ich habe auch Menschen in der Praxis, die unter einem **Gleitwirbel** leiden. Das ist eine Überbeweglichkeit, wenn der Wirbel gleitet und auf die Rückenmarksnerven oder die Nerven außerhalb drückt. In der Praxis sehen wir häufig, dass darunter ein blockierter Wirbel liegt, der indirekt auf den oberen wirkt, sodass der blockierte den anderen instabil macht. Das passiert auch manchmal, wenn man Bandscheibenvorfälle postoperativ versteift. Früher hat man das sehr viel häufiger gemacht. Da wurden mit Schienen die instabilen Wirbel befestigt, und dann lockerten sich die darüberliegenden. Also, merke: Wenn man Blockaden nicht löst, können sie neue verursachen, fast wie bei einer Kettenreaktion!

Des Weiteren gibt es Blockaden, die sich über längere Zeit aufbauen, etwa aufgrund **entzündlicher Reizungen**. Wir haben vermutlich alle jemanden vor Augen, der im Alter wegen einer steifen, unbeweglichen Wirbelsäule krumm wird. Beispielsweise durch Rheuma oder den Morbus Bechterew. Dabei verknöchern vom Iliosakralgelenk aufsteigend allmählich alle kleinen Bewegungseinheiten untereinander, bis man sich in der Wirbelsäule nicht mehr bewegen kann. Der totale Block.

Als Blockade in den Gelenken könnte man auch die **Ar-**

throse bezeichnen, wenn die Entzündung der Gelenke so weit fortschreitet, dass beispielsweise das Hüftgelenk in seiner Beweglichkeit fast vollkommen eingeschränkt wird, weil die Entzündung den Knorpel zerstört hat und die Gelenkkapsel sich zusammengezogen hat. Die entzündete Gelenkkapsel produziert keine Schmiere mehr, wodurch der Knorpel unterversorgt wird, degeneriert und kaputtgeht. Die Kapsel schrumpft dann ein und lässt letztendlich keine Bewegungen mehr zu. Bei der Hüfte geht das bis zur sogenannten «Wackelsteife». Die kann man beheben, indem man eine künstliche Hüftgelenksprothese einsetzt. Diese Operation braucht heute niemand mehr zu fürchten.

Daneben gibt es akute Entzündungen wie den **Hüftschnupfen**, der vor allem bei Kindern nach viralen Erkältungen auftreten kann. Er entsteht durch Viren, die eine Entzündung der Gelenkkapsel auslösen. Das dauert aber nur kurze Zeit und geht in der Regel ohne weitere Folgen vorüber. Kinder haben auch öfter «Gelenkmäuse», kleine Knorpelteilchen, die sich lösen und verkeilen können. Bewegungen werden dann schmerzhaft. Vom Gefühl her blockieren erst die Muskeln, die sich zur Unterstützung anspannen, der Psoasmuskel, der die Lendenwirbelsäule mit dem Hüftknochen und dem Oberschenkel verbindet, oder die Aduktorengruppe, die Beinranzieher, die oft beim Fußball in Mitleidenschaft gezogen werden. Diese leistennahen Muskeln können dann in der Hüfte die Bewegung unmöglich machen.

Auch in den **Sprunggelenken** kann es zu plötzlichen

Blockierungen kommen. Im Fuß haben wir 25 Knochen mit zahlreichen gelenkigen Verbindungen, die alle blockieren können. Oft durch die eben erwähnten Gelenkmäuse, bei denen sich kleinste Teilchen aus dem Knorpel lösen und frei im Gelenkraum herumgleiten, bis sie sich zwischen den Gelenkflächen einklemmen und sie blockieren. Das kann auch mit dem zeitlichen Faktor der Degeneration eintreten, also der Arthrose im Alter.

Genauso gibt es Blockaden in einem der vielen Knochengelenke der **Hand**. Dabei möchte ich aber betonen, dass Alter nicht gleich Degeneration bedeuten muss. Vielmehr kann man das Alter als Veredelungsprozess verstehen, denn die Zellen des Körpers können sich immer wieder regenerieren – wenn auch nicht mehr so flott wie in jungen Jahren. Da können stressige Einflüsse für die Gelenke schon beginnen, sich aber erst mit den Jahren in ihrem ganzen degenerativen Ausmaß äußern. Insofern ist nicht das Alter per se schuld, sondern die Faktoren Stress und Zeit, denn Alter bedeutet auch Lernerfahrungen und damit eben Veredelung.

Es gibt aber auch funktionelle Blockaden. Das heißt, da ist nichts anatomisch kaputt, sondern die Funktion ist eingeschränkt. Etwa wenn ein Meniskus sich zwischen den Gelenkflächen einklemmt, sodass Beugungen oder Streckungen des Knies schmerzen und keine normale Bewegung mehr möglich ist. Gerade bei Kindern passiert das öfter, weil deren Menisken noch miteinander zusammenhängen. Da kommt mitunter ein eindeutiges Gefühl von plötzlicher Blockierung.

Blockierend kann sich auch das Bindegewebe zusammenzurren, wenn sich die Sehnen verkürzen. Etwa bei der sogenannten **Dupuytrenschen Beugekontraktur**. Eine Beugekontraktur ist eine Gelenksteife in Beugestellung, und bei der Dupuytrenschen Kontraktur werden ein oder mehrere Finger zur Handfläche hingezogen. Woher das kommt, weiß man noch nicht. Die chinesische Medizin sieht einen Zusammenhang zur Leber. Es könnte am Leberstoffwechsel liegen, der auf Bindegewebe und Sehnen wirkt. Ich habe bei der Dupuytrenschen Beugekontraktur mit einer Mobilisation des Bereichs um die Leber tatsächlich schon Erfolge erzielt.

Es war ein Patient um die 40, der mit Schmerzen in der unteren Lendenwirbelsäule zu mir kam. Bei der Untersuchung fiel mir auf, dass die Region um die Leber besonders angespannt war. Sie drainiert venös den Bauchraum, das heißt, ihr Abfluss geht in den Bauchraum. Und da kann es zu Rückstauungsphänomenen kommen, entlang der Venen in den Rücken hinein. Eine osteopathische Erfahrung ist, dass tief sitzende Rückenschmerzen durch die Leber verursacht werden können. Wenn wir die Abflüsse der Leber hoch zum Herzen stimulieren und durch Mobilisation verbessern, entstauen wir den Bauchraum, und der Rückenschmerz verschwindet oft. Manchmal betrifft das auch den Ischiasschmerz, weil der Ischiasnerv auch damit verbunden ist und blockiert werden kann. Dann wird der Nerv beispielsweise von Venen beengt, die durch den Stau venösen Blutes auftreiben und den Raum verkleinern. Mein Patient sagte in der

folgenden Behandlung, sein Rückenschmerz sei passé – und er habe außerdem das Gefühl, er könne seine durch die Beugekontraktur gekrümmten Finger wieder besser bewegen. Also wiederholte ich diese Behandlung und war selbst erstaunt, wie gut sie bei ihm wirkte. Aber leider ist das nicht bei allen Patienten mit ähnlichen Beschwerden der Fall, und auch nicht bei allen Beugekontrakturen.

Die kann es noch an anderen Stellen im Körper geben, beispielsweise am Penis. Das nennt man **Induratio Penis**. Da verkürzen sich die Bänder um den Penis und ziehen ihn in eine schiefe Stellung, auch in erigiertem Zustand. Diese Krümmung kann schmerzhaft sein, für die Frau, aber natürlich auch für den Mann. Man kann versuchen, das operativ zu verbessern, und ich habe auch schon mal versucht, einen gewissermaßen blockierten Penis zu behandeln. Leider ergebnislos.

Die **Schultern** sind ein Bereich, in dem sehr viele Menschen Blockaden spüren. Blockaden des Schulterblattdachs werden auch als Verengung der Rotatorenmanschette bezeichnet. Da wird ein Muskel unter dem Schulterblattdach eingezwängt und beim Hochheben blockiert, weil die Sehne oder der Schleimbeutel entzündet sind.

Wenn die Kapsel des Schultergelenks blockiert und schrumpft, nennen wir das **Frozen Shoulder**. Das ist eine seltsame Erscheinung, deren Ursachen wissenschaftlich auch noch ungeklärt sind. Man vermutet hier hormonelle Zusammenhänge, vor allem in den Wechseljahren, weil

Frauen vier Mal häufiger betroffen sind als Männer. Das ergäbe auch einen Link zum Immunsystem. Frauen haben ein mitunter schwächer reagierendes Immunsystem, damit während einer Schwangerschaft der Fötus nicht als Fremdkörper erkannt wird. Dadurch entsteht eine Weichenstellung für mehr Autoimmunreaktionen, sodass die Frozen Shoulder auch eine Art Allergie sein könnte. Die Frozen Shoulder baut sich oft über ein Jahr auf, bleibt ein Jahr, löst sich ein Jahr lang – um dann auf der anderen Seite wiederzukommen. Diabetiker sind zehn Mal häufiger betroffen als Nichtdiabetiker. Es spielen also Alter, verminderter Stoffwechsel und verminderte arterielle Durchblutung eine Rolle. Einige osteopathische Ansätze zeitigen hier gute Ergebnisse.

Im Schulter-Nacken-Bereich sieht man aber auch, wie sich Aggressionen stauen, die aus dem subdiaphragmalen Bauchraum kommen, also von Magen oder Leber unterhalb des Zwerchfells. Man sollte eben nichts auf die leichte Schulter nehmen, wenn man etwas zu schultern hat. Dabei spielt das **Schlüsselbein** eine wichtige Rolle, und es ist tatsächlich ein Schlüssel, denn es liegt im Einflussbereich von Kopf, Arm und Brust-Bauchraum. So können sich die Regionen von Leber/Galle, Magen/Darm und die Organe des Brustkorbs direkt auf die Schulter auswirken. Das heißt nicht, dass diese Organe funktionell gestört wären, sondern sie sind meist in ihrer Umgebung mit den Faszien verklebt, und weil sie vom Atemnerv versorgt werden, wandern diese Informationen dann nach oben in Richtung Halswirbelsäule. Dann können

wir den Arm nicht heben, weil die Gelenke zwischen Schlüsselbein und Schulterblattdach blockiert sind. Das lässt sich aber oft gut behandeln, auch weil es mitunter in Zusammenhang zu einem Kiefergelenk steht, das aufgrund emotionaler Zustände unter Druck steht und über Muskelfaszien mit dem Schlüsselbein verbunden ist.

Und schließlich habe ich Blockaden der Wirbelsäule erlebt, die ausschließlich psychisch verursacht sind. Ich hatte zum Beispiel einen Patienten, der mit einer akuten **Seitneigungsblockade** zu mir kam. Er konnte sich aus dem Kreuz heraus kaum noch bewegen und kam mit einem gebundenen, gekrümmten Gang in meinen Behandlungsraum. Am Tag zuvor hatte mir ein Kollege berichtet, er habe gelesen, Blockaden im vierten Lendenwirbel, die die entsprechenden Seitneigungen verunmöglichen, hätten oft mit existenziellen Bedrohungen zu tun. Die chinesische Medizin schreibt diesen Bereich, vor allem den der Niere und der Blase, der Emotion der Angst zu. Zustände von **existenzieller Angst** in bestimmten Lebensphasen, kombiniert mit einer Überlastung, erzeugen häufig akute Blockaden in der Lendenwirbelsäule. Also fragte ich den Mann bei der Anamnese einfach mal, ob es in seinem Leben gerade eine existenzielle Bedrohung gebe? Da fiel er aus allen Wolken und erzählte mir eine Stunde lang von der drohenden Insolvenz seiner Firma. Er bringe es nicht übers Herz, seiner Frau davon zu erzählen. Aber er müsse ja damit rechnen, sein Lebenswerk und ihre gemeinsame Zukunft zu zerstören. Anschließend stand er auf und

lief aus dem Raum. Fast aufrecht. Und ohne, dass ich ihn untersucht oder behandelt hätte. Er hat sich einfach alles von der Seele geredet.

BLOCKADEN AUFGRUND ORGANISCHER STÖRUNGEN

Eine weitere Ursache für Blockaden sind die Organe; sie stehen, wie wir eben im Ansatz schon gesehen haben, in Zusammenhang mit der Wirbelsäule, die wie ein Verteilungsrelais den gesamten Körper versorgt. Daher beobachten wir Körpertherapeuten starke Reflexbeziehungen zwischen den Organen und den Abschnitten der Wirbelsäule, mit denen sie verbunden sind.

Die obere Brustwirbelsäule versorgt den Bereich über dem Zwerchfell, die Lunge und das Herz, und daher können sich Probleme in diesen beiden Organen auf die oberen Brustwirbel auswirken. Beginnen wir beim **Herz**, da fällt vermutlich jedem sofort der Herzinfarkt ein, bei dem ein Verschluss der Gefäße zu einer Unterversorgung des Herzgewebes führt, sodass es abstirbt und es zum Infarkt kommt. Genau genommen reagiert das Immunsystem auf die Cholesterin-Einlagerungen, und es kommt zu Entzündungsreaktionen an den Kranzgefäßen, die das Gefäß zunehmend verengen. Es muss aber nicht immer ein Verschluss sein, das Herz kann sich auch durch emotionale Spannungszustände zusammenziehen oder krampfen. Man spricht dann auch vom «Broken-Heart-Syndrom»:

Bei großem Stress oder großer Angst kontrahieren Gefäße und machen infarktartige Probleme.

Ich hatte mal einen Patienten, bei dem das mehrmals am Tag vorkam, auch mal bei mir in der Praxis. Er musste sich dann hinsetzen, wurde ganz bleich und fing an, sich in einer Pendelbewegung um seinen linken Brustkorb zu drehen wie ein langsamer Kreisel. Er machte das instinktiv, das heißt, der Körper hat es mit ihm gemacht, und der Patient merkte, dass es half. Denn dagegenzuhalten, gegen den Krampf, hätte bedeutet, die Spannung zu verstärken. Indem er sich in sie hineinfallen ließ, bewegte er sich quasi um die gespannten Gefäße herum.

In der Osteopathie machen wir das auch, indem wir von oben auf den Kopf drücken und diese Bewegung provozieren. Der Körper bewegt sich also geradezu automatisch um die Blockade herum. Wir nennen das «Listening-» oder «Horch-Technik» oder «Unwinding», und bis zu einem gewissen Grad kann man das selbst machen und üben, zum Beispiel mit dem im Folgenden erklärten Kreiseln.

Gleichzeitig fand ich bei diesem Patienten eine Blockade im vierten Brustwirbel, also in dem Bereich, der zum Brustraum führt. Er war Manager, hatte eine Versteifungsoperation an der Wirbelsäule gehabt und war als Hochdruckmensch im reifen Alter gerade dabei, aus seiner Firma auszuscheiden. Immer wenn ich ihn behandelt hatte, ging es ihm ein paar Tage lang schlagartig besser. Internistisch wurde nichts bei ihm festgestellt, ich hatte ihn zum Kardiologen geschickt. Zusammen kamen der

Kardiologe und ich auf die Idee, dem Patienten ein Spray zu geben, das die Gefäße weit stellt. Es löste die Spasmen am Herzen sofort auf. Das half ihm bei seinen Anfällen, und als sein Leben ruhiger wurde, lösten sie sich ganz auf.

In der chinesischen Medizin wird das Herz mit dem Feuer assoziiert: Es hat etwas Leuchtendes, Klares, Reinigendes und beherbergt die Kreativität, den schöpferischen Ausdruck. Es geht nach außen, es will kommunizieren. Aber Feuer brennt eben auch, und Menschen, die brennen, verausgaben sich. Das kann ins Manische gehen, in den Exzess. Du verbrennst dann im Feuer deines Herzens. Dahingegen kann sich ungenügendes Herzfeuer in einer Unfähigkeit zu kommunizieren zeigen, einer Art Autismus. Das Herz zahlt zumeist die Zeche, wenn der ganze Körper schon nicht mehr richtig kann, weil er keine Energie mehr hat. Das Herzfeuer scheint also zu zeigen, worum es eigentlich geht.

ÜBUNG:
KREISELN

Es ist, als würde man ein verdrehtes Kabel auskreiseln lassen. Stell dich in die Qigong-Stellung: Knie leicht gebeugt, die Außenkanten der Füße schließen mit der Linie des Beckens ab, Rücken leicht rund, Kreuzbein nicht ins Hohlkreuz drücken, sondern entspannen, Arme und Hände gebeugt mit etwas Luft unter den Achseln wie ein Revolverheld. Entspanne deine Gesichtsmuskulatur, entspanne dich und lass den Atem frei durch den Körper fließen! Mit geschlossenen Augen funktioniert es besser. Nach einer Weile beginnt der Körper, unwillkürliche Eigenbewegungen zu machen. Lass sie zu, folge ihnen! Es können Zuckungen sein, Zittern oder kleine kreisförmige Bewegungen. Manchmal nimmt der Körper auch eine groteske Position ein, etwa wenn sich das Becken zur Seite dreht, während sich der Oberkörper nach vorn dreht. Überlass dich der Eigenbewegung, in kleinen Kreisen um das Zentrum des Problems, und erhol dich darin!

DER **Lunge** ordnet die chinesische Medizin traditionell Kummer und Trauer zu. So gibt es in diesem Brustabschnitt Zweipaarigkeiten: Der extrovertierten Krea-

tivität und Kommunikationsfreude des Herzens stehen die introvertierte Melancholie und Verlusttrauer der Lunge gegenüber. Diese ist aber nicht nur das Organ der Melancholie, sondern auch der Unterscheidung und des machtbewussten Wirkens. Sie blockiert gewissermaßen bei Asthma, wenn sich die Bronchien zusammenziehen, und wir kennen auch Verschwartungen der Lungenhäute infolge von Lungenentzündungen. Diese Verschwartungen bilden sich zwischen Rippenfell und Lungenfell und blockieren die Bewegung. Man kann das osteopathisch und atemtherapeutisch behandeln und sieht im körpertherapeutischen Konzept der Lunge dann oft zu viel Trauer oder ungelebte Trauer.

Der Bereich der mittleren Brustwirbelsäule versorgt die Organe unter dem Zwerchfell: auf der rechten Seite Leber und Galle, auf der linken Magen, Milz und Bauchspeicheldrüse. Die chinesische Medizin ordnet Leber und Galle den Emotionen der Wut zu, Magen und Milz dem angstvollen Grübeln und Problematisieren.

Eines Tages kam eine Patientin zu mir, eine Managerin eines internationalen Softdrink-Unternehmens, die in der rechten unteren Wirbelsäule akut blockiert war. In genau diesem Bereich fand ich auch ihre Problematik und einen Stau im Bereich der **Leber**. Man kann eine Festigkeit des Gewebes im Bauchraum mit den Händen spüren, und dort behandelte ich sie, indem ich das Gewebe mobilisierte. Im Nachgespräch gab ich ihr die Deutung mit, dass die Leber für eine Art Wachstumswut steht. Das ist keine rein negative Interpretation von Wut, sondern hat damit

zu tun, dass die Energie der Leber sich ausbreiten und in Bewegung geraten möchte. Wenn sie nicht darf, wird sie ungeduldig. Es ist die Kraft der Jugend, die wachsen will. Wenn etwas sie zurückhält, wird sie rebellisch und stürmt dagegen an. Wird sie dauerhaft unterdrückt und darf sich gar nicht entfalten, kann das in Verzweiflung und Depression kippen. Ein anderes Bild ist das des Pferdes, das angepflockt in der Prärie steht und nicht loskommt und resigniert. Als ich der Patientin dies schilderte, erzählte sie, dass sie gerade den Auftrag habe, in ihrer Firma eine Reform des Verwaltungssystems durchzusetzen, und sehr damit zu kämpfen habe, die Leute mitzunehmen und zu überzeugen. Sie war überrascht, wie gut dieses Bild passte, und es half ihr, die blockierte Situation einzuordnen.

Diese Wutenergie betrifft auch die **Galle**. Das kann so weit gehen, dass man Gift und Galle spucken muss. Hier können sich Steine bilden, die in den Gallengängen zu einer Abflussblockade führen, sodass sich die Leber staut und Zellen geschädigt werden. In dem Fall färben sich Augen und Haut gelb. Mit einer solchen Gelbsucht muss man sofort ins Krankenhaus, um die Gallengänge von den Steinen wieder freizubekommen, und erst recht, wenn sie in den Zwölffingerdarm rutschen. Meist werden sie da ganz lässig ausgeschieden. Aber mitunter kommt es am Übergang zum Zwölffingerdarm auch zu einer Verstopfung, und da hier auch die Gänge der Bauchspeicheldrüse in den Darm münden, kann es passieren, dass die Bauchspeicheldrüse ihre Säfte nicht dorthin fließen lassen kann und sich mit ihren Säften selbst schädigt. In der

Folge kommt es zu einem Diabetes 1, weil sich die Insulin produzierenden Zellen verabschiedet haben. Das lässt sich am Blutbild erkennen, die entsprechenden Blutzuckerwerte sind dann sehr hoch, und meistens auch die Entzündungswerte.

Wir Osteopathen dürfen Steine nicht behandeln, damit genau das nicht passiert: dass sie sich lösen und etwas blockieren. Wir kommen aber mit einem Griff an die Gallengänge und mit Massagetechniken indirekt über den Zwölffingerdarm auch an den tief sitzenden Bereich der Bauchspeicheldrüse heran. So können wir die Durchmischung des Speisebreis mit zersetzenden Säften anregen.

Auf der linken Seite des Bauchraums haben wir die Organe Magen, Milz und Pankreas, also die Bauchspeicheldrüse, die vom fünften bis zum achten Wirbel versorgt werden. Blockierungen im **Magen** äußern sich oft als Völlegefühl. Das geht einher mit einer unzureichenden Produktion von Salzsäure, und die Zellen des Magens, die Schleim produzieren, um seine Wand vor Magensäure zu schützen, produzieren davon vielleicht nicht ausreichend. Dann erscheint der Magen wie inaktiv. Normalerweise durchmischt er die Speisen wie in einem Betonmischer. Dafür hat er drei Muskelschichten, die zusammen diese Walkbewegung machen. Ist er aber träge, liegt der Speisebrei passiv herum, und wir haben das Gefühl vom bösen Wolf, dem die Steine im Bauch liegen. Es gibt aber auch Blockaden des Magenausgangs. Da ist ein kleiner Ringmuskel vor dem Zwölffingerdarm, der Pylorus. Wenn es

hier zu einer Stenose – also einer Verengung – kommt, kann es gefährlich werden und muss operiert werden. Bei Säuglingen wird darauf geachtet, dass der Pylorus durchgängig ist. Wenn nicht, speien sie im Strahl. Die Verengung kann angeboren sein und muss operiert werden.

Viel häufiger ist natürlich die Magenreizung, die **Gastritis**, ein klassisches Stress-Syndrom, das mit einer Enteritis einhergehen kann, wenn der Zwölffingerdarm und der Dünndarm auch noch gereizt sind. Das ist eine Art Blockierung, weil der Speisebrei nicht mehr gut transportiert wird. Es kann zu einer Spannung in den Gallengängen führen, und wenn die sich verengen, kann es zu einer sogenannten Retroperistaltik kommen. Dann wird der Speisebrei zurückgedrückt, teils bis nach oben zum Zwerchfell. Das erzeugt Sodbrennen, Aufstoßen saurer Magensäfte. Die Energie der Magenregion will sich, anders als die der Leber, nicht so sehr aktiv nach außen ausbreiten, sondern sie versucht, fast zwanghaft, durch Denken nach innen und Grübeln die Dinge unter Kontrolle zu halten. Dadurch kommt man nicht in den Fluss des Lebens. Sondern blockiert sich selbst in seiner Persönlichkeit durch den Versuch, kraft seiner Gedanken Kontrolle über die Situation zu erlangen.

Mit dem **Darm**-Verschluss gibt es eine Totalblockade, die sofort notärztlich behandelt werden muss. Der Dünndarm liegt in verschiedenen Schleifen in unserem Bauch, mit Windungen und Knicken, und aufgrund von Entzündungen kann es zu einer Gewebeverdichtung kommen, die so weit gehen kann, dass sie in den Bauchraum eitert.

Das ist dann eine Bauchfellentzündung, hochgefährlich, aber selten.

Auch die **Niere** kann in ihrer Bewegung blockieren. Wie alle Organe bewegt sie sich mit der Atmung, und darüber hinaus hat sie eine Eigenbewegung. Mit der Atmung rutscht sie auf dem Psoasmuskel zwischen der Lendenwirbelsäule und der Leiste auf und ab. Durch Infektionen der Harnröhre können sich da Gewebefasern verkleben. Das kann zu Schmerzen im Bereich der Niere führen, an der Wirbelsäule vor allem, in der Leiste, der Hüfte und bis hinunter zum Knie. Hier spielen oft Angstgefühle eine Rolle, bis hin zu Traumata. In der chinesischen Medizin wird die rechte Niere «Wasserniere» genannt, und die alten Anatomen bezeichneten sie als «Verdauungsniere», möglicherweise weil sie näher an der Leber liegt und auch diese viel mit dem Stoffwechsel zu tun hat. Die linke Niere hingegen wird als «Geschlechtsniere» bezeichnet, denn nur sie hat einen venösen Abfluss für Eileiter, Eierstöcke beziehungsweise den linken Hoden. Die chinesischen Mediziner wiederum bezeichnen sie als «Feuerniere», weil sie die Geschlechtswerkzeuge in Fahrt bringen kann, wohingegen die rechte mehr für deren Substanzen zuständig ist.

Daher stehen die Nieren im Positiven für die Lebenskraft. Wenn sie geschädigt sind, hat man mit einem Verlust an Lebensenergie zu tun und mit einer fundamentalen Angst. Wir bekommen es dann mit Symptomen wie Panikattacken zu tun. So steht die Niere im Zusammenhang mit der Blase, und diese beiden regieren die Sexual-

organe, die in den gleichen Kontext von Lebenskraft, Verlustangst und Verletzlichkeit gehören. Im **Nebennierenmark** wird in Stresssituationen auch das Adrenalin gebildet und in der Nebennierenrinde das Cortisol. Die beiden treiben den Körper zu Höchstleistungen an, wenn es brenzlig wird. Dann hebt eine Mutter schon einmal ein Auto an, um ein Kind zu retten, oder wir laufen der Gefahr davon. Manchmal stellen wir ihr uns auch und kämpfen selbst wie ein Löwe; eventuelle Blessuren werden gleich durch das Cortisol verarztet.

Ebenso wie in der Galle kann man auch in der Niere Steine haben. So war es bei einem langjährigen Patienten, der mit Schmerzen in diesem Bereich zu mir kam. Ich klopfte ihn an der Rückseite des Körpers im Bereich der Nieren ab, und als er direkt aufschrie, schickte ich ihn zum Nephrologen, einem Nierenspezialisten. Der fand einen zwei Zentimeter großen Nierenstein in der Harnröhre zur Blase hin. Den Stein zu zertrümmern, ist für den Nephrologen nur ein kleiner Eingriff, aber der Patient wollte das nicht. Ich hatte deshalb Bedenken, denn wenn Steine wandern, kann es gefährlich werden. Doch der Patient versuchte es lieber bei einem bekannten Phytotherapeuten mit Kräutertees – und tatsächlich: Durch die Teekur löste sich der Nierenstein fast vollständig auf. Ich konnte es kaum glauben, würde das aber nicht als Standardtherapie empfehlen!

BLOCKADEN IM BEREICH DES KOPFES

Im Kopf kann es vielfältige Blockaden geben. Wenn man beispielsweise mitten beim Essen den **Mund** plötzlich nicht mehr schließen kann, weil im Kiefergelenk eine Knorpelscheibe, ein sogenannter Diskus, verrutscht. Manchmal rutscht sie auch nach vorn, und man bekommt den Mund nicht mehr richtig auf. In beiden Fällen ist ein Muskel beteiligt, den man als Therapeut über den Mundinnenraum erreicht und durch Mobilisation zu entspannen versucht, sodass dieses verrutschte, blockierte Gelenk wieder in Bewegung kommen kann. Man kann als Betroffener aber auch selbst versuchen, diese Blockade zu lösen.

ÜBUNG:
LOSES MAUL

Führ den Zeigefinger an der oberen Backenzahnreihe außen entlang nach hinten und drück dort leicht nach oben auf den Muskel. Der gehört zur Kaumuskulatur und heißt Musculus pterygoideus lateralis. Durch diesen Gegendruck kann man die Anspannung des Muskels lösen und lockert dann automatisch den Unterkiefer mit. Diese Übung tut ebenfalls gut, wenn sich über die Nacht die Kaumuskulatur verspannt hat.

NATÜRLICH GIBT es auch Blockaden im **Ohr**! Wenn durch Arthrosen die Gehörknöchelchen degenerieren, kann das Gehör flöten gehen. Oder es kommt zu Sekretstau im Innenohr hinter dem Trommelfell in der Eustachischen Röhre zum Rachenraum, etwa infolge von Infektionen, bei denen die Schleimhaut zuschwillt. Normalerweise bewegen kleine Flimmerhärchen den Schleim aus der Röhre in Richtung Rachen. Bei einer Infektion gelingt das nicht mehr so gut, weil der Schleim zu zäh wird und die Härchen durch die Schwellung nicht mehr richtig arbeiten können. Bei Kindern passiert das öfter, weil, so die Vermutung, deren Eustachische Röhre noch waagrechter steht und deswegen eher verstopfen kann. Vor dem Trommelfell kommt es natürlich

auch manchmal zu Blockaden durch Ohrenschmalz. Das kann am Parasympathikus liegen, also dem Teil des Nervensystems, der für die Entspannung, aber auch für die Schleimhäute zuständig ist. Bei manchen Leuten ist er stärker ausgeprägt, oder der Sympathikus ist zurückgesetzt, und dann kommt es zu einer verstärkten Produktion von Ohrenschmalz. Die Gechillteren haben dann vielleicht mehr davon.

Auch im **Gesichtsbereich** kann es zu Blockaden kommen, nämlich in den Nebenhöhlen, der Nase oder dem Rachen. Wenn die Nebenhöhlen aufgrund von Infekten oder Allergien zuschwellen, kann dadurch sogar mitunter knöchernes Gewebe versetzt werden. Am ehesten kennt man das von der Nasenscheidewand, wo sich Drainagewege verlegen können. Wir Osteopathen mobilisieren in akuten Fällen die Drainagewege der Nebenhöhlen, um den Druck und die Beschwerden zu lindern. Interessanterweise passiert das immer häufiger, denn der menschliche Kiefer wird immer kleiner und enger. Das liegt an unserer Nahrung: Wir kauen nicht mehr so viel. Dadurch verschmälert sich der Oberkiefer. Es kommt zu einer ungenügenden Belüftung und einer Disposition für Nebenhöhlenentzündungen. Auch hier haben wir psychosomatische Zuordnungen, denn dies sind auch die Entgiftungsorgane, und wenn wir unter Stress sind, sollten wir achtgeben, dass wir gut atmen, viel atmen, frische Luft atmen – um die Nebenhöhlen nicht mit Giften zu verstopfen.

BLOCKADEN DES NERVENSYSTEMS

Ein Beispiel für eine Blockade des Nervensystems ist die **Parkinson-Erkrankung**, bei der der Mensch stark in seiner Beweglichkeit eingeschränkt ist. Dabei wird die Grundspannung seiner Muskulatur erhöht. Das ist kein Spasmus, sondern es geht um den Tonus. Dadurch wird es zunehmend schwierig, sich zu bewegen. Das geht so weit, dass man sich nicht in Gang setzen kann und auf der Stelle trippelt, und es drückt sich auch in einem erstarrenden Gesichtsausdruck aus, sodass für andere die Emotionen nicht mehr lesbar sind. Diese starke Antriebslosigkeit wird durch einen Block in der Substanzia nigra verursacht. Das ist ein Bereich im Zwischenhirn, der Dopamin produziert, das uns ähnlich wie das Hormon Serotonin mit Freude und Bestätigung versorgt. Man experimentiert mit elektronischen Schrittmachern, die das Gebiet im Hirn stimulieren sollen, damit es Dopamin freisetzt. Und es gibt interessante Studien, in denen man diesbezüglich auch mit Placebos Verbesserungen bei den Patienten erzielt hat, indem man ihnen beispielsweise sagte: «Wir erhöhen jetzt die Frequenz des Hirnschrittmachers, sodass mehr Dopamin in Ihrem Körper kursiert.» Daraufhin fühlten sich die Menschen besser. Obwohl es eine falsche Behauptung war.

Ein dramatisches Beispiel für eine Blockierung des Zentralen Nervensystems ist die **Amyotrophe Lateralsklerose (ALS)**, die auch der Physiker Stephen Hawking hatte. Dabei können die motorischen Endplatten nicht

mehr den elektrischen Reiz übertragen, den das Nervensystem sendet, damit sich die Muskeln kontrahieren und bewegen. Hawking hat gezeigt, wie ungeheuer beweglich der Geist sein und das ganze Universum mental durchdringen kann, obwohl der Körper erstarrt. Ähnlich wie beim Locked-in-Syndrom, wenn der Körper gelähmt ist und der Mensch mitunter nur noch die Augen bewegen und etwa durch Augenzwinkern auf Ja/Nein-Fragen antworten kann.

Ein anderes Bild für eine Blockade im Zentralnervensystem ist der **Schlaganfall**, bei dem ein Gefäß im Gehirn verstopft oder platzt und dadurch eine Hirnregion nicht mehr versorgt wird. Meist passiert das in einem Teilbereich des Kopfes, er heißt «Pyramidenbahn». Dadurch ist eine Gehirnhälfte betroffen. Die Blockade im Gehirn führt dazu, dass die korrelierende Körperhälfte erschlafft. Die Muskeln kommen, wenn keine weitere Nervenversorgung stattfindet, in der Peripherie in einen Hypertonus, weil sie sich im Rückenmark selbst erregen, anstatt von der Zentrale oben angesteuert zu werden. Diese Zentralansteuerung ist eigentlich oft eine Hemmung: Sie hemmt eine veränderte Bewegung. Sie reguliert. Wenn eine zentrale Störung vorliegt, eine Blockade, heißt das also nicht, dass der Körper nicht mehr versorgt wird, sondern das Gegenteil passiert, und er wird hyperton, also übererregt, und spastisch, er krampft. Wir als Körpertherapeuten versuchen dann, Bewegung und Funktionalität wieder zentral zu modulieren.

Daran sieht man, dass Bewegung interessanterweise

eher die Hemmung einer Überspannung ist, eher eine Kultivierung und Regulierung als ein schlichtes Befehlen vom zentralen Nervensystem in den Körper hinein. Das ist viel komplexer. Blockaden entstehen also nicht immer durch Unterbrechungen des Bewegungsflusses, sondern zuweilen auch durch Überdruck. Aus der Blockade in eine geschmeidige Bewegung kommen wir durch kultivierte oder bewusste Regulierungen, nicht durch schlichte Befehle. Die erzeugen eher Gegendruck.

BLOCKADEN DES HORMONSYSTEMS

Eine Schnittmenge zwischen der Neurologie des Kopfes und des Körpers sind neuroendokrinologische Erkrankungen, also solche, die von der Hormonsteuerung im Hirn mitbeeinflusst werden. Der **Hypothalamus** im Hirn ist der Schrittmacher für die hormonellen Achsen oder Verbindungen unseres Körpers. Der Thalamus setzt die Impulse, weil er wie eine Schaltzentrale alles mitbekommt und es weiterleitet an die Hirnrinde, wo bewusste Entscheidungen getroffen werden können. Dahin schickt er beispielsweise die Information, dass du Druck im Darm hast und es gut wäre, wenn du demnächst die Keramik aufsuchtest. Den Druck hat er schon Stunden vorher mitbekommen, aber entschieden, dass es da noch nicht relevant fürs Bewusstsein war. Lass sie lieber ihr Buch lesen, anstatt sie mit ihrem Darm abzulenken.

Der Thalamus ist wie ein Generalsekretär, der entscheidet, was für unser Bewusstsein relevant ist. Er leitet die autonome Regulation im Körper, indem er über die Hirnanhangdrüse, also die **Hypophyse**, Hormone freisetzt, beispielsweise Wachstumshormone. Haben wir Störungen an der Hypophyse, kann es passieren, dass wir kleinwüchsig bleiben. Dann fehlen die Freisetzungshormone, sogenannte «Releasing-Hormone», durch die die Hypophyse die Schilddrüse aktiviert. Wenn die Schilddrüse diese Signale nicht bekommt, kann es zu einer **Schilddrüsenunterfunktion** kommen, und wir sind müde, antriebslos und depressiv. Daher können manche Depressionen durch die Gabe von Thyroxin verbessert werden. Das ist das Hormon, das die Schilddrüse eigentlich selbst produzieren sollte. Oft steckt dahinter eine unzureichende – oder sagen wir: blockierte – Freisetzung der Releasing-Hormone. Dann bringt die Hypophyse auch noch die Nebennieren in Fahrt, die Adrenalin und Cortisol ausstoßen, Hormone, die bei Stress freigesetzt werden. Diese Achse zwischen dem Hypothalamus, der Hypophyse und den Nebennieren ist also wichtig bei Stress. Und davon haben die meisten von uns zu viel.

Wenn sich diese Achse im Lauf der Zeit erschöpft, kommt es auch zu Blockaden. Dann produzieren die Nebennieren nicht mehr genug Cortisol und Adrenalin. Cortisol ist aber bei kurzfristigen Reparaturarbeiten im Körper wichtig. Fällt es weg, kommt es zu noch mehr Antriebslosigkeit, Depressionen und einer erhöhten **Anfälligkeit für Infekte**. Da sind Psyche, Hormone und Im-

munabwehr sehr eng verbandelt. Stehen wir im Stress unter einem Dauerbombardement von Cortisol, sieht sich die zelluläre Abwehr der Makrophagen, ein Teil der Immunabwehr, veranlasst, nicht mehr so viel zu tun wie zuvor. Wenn dann der Stress nachlässt, etwa am Wochenende oder zu Beginn des Urlaubs, fällt der Cortisolspiegel ab – jedoch arbeiten die Abwehrzellen noch nicht schnell genug, denn sie müssen ja erst wieder gebildet werden. Und wenn jetzt ein Fenster offen steht und ein Wind uns erwischt, werden wir, zack, krank. Daher nennt man das den «Open-Window-Effekt».

Das war aber noch nicht alles. Neben der erworbenen Abwehr haben wir noch die angeboren-humorale Immunität. «Humor» ist Latein und bedeutet Flüssigkeit; humorale Immunität heißt: Die Immunabwehr nutzt in Körperflüssigkeiten gelöste Substanzen, die bakterientötend wirken. Diese Abwehr agiert nicht mit Fresszellen, sondern mit sogenannten Immunglobulinen (IgG), die Antikörper produzieren, die sich auf Erreger setzen, um damit für die Fresszellen schneller erkannt zu werden. Leider interpretieren diese IgG körpereigene Proteine häufig als feindlich, und dadurch entsteht eine **Autoimmunreaktion**. Beispielsweise eine Arthritis, die ein Protein aus der Gelenkkapsel als körperfremd interpretiert und ab diesem Tag bekämpft.

Die Patienten berichten häufig, dass die Intensität ihrer Beschwerden von ihrem Stress-Level abhängt. Logisch: Stress gleich Cortisol hoch, Antikörperproduktion hoch, Entzündung an der Gelenkkapsel. Diese Verlagerung von

der zellulären auf die humorale Abwehr nennt sich «TH1-TH2-Shift» und ist eine gute Erklärung für die Zunahme von Allergien und anderen Autoimmunerkrankungen in unserer gestressten Gesellschaft.

Frauen haben in den Wechseljahren zuweilen mit dem **Karpaltunnelsyndrom** zu tun. Da zieht sich ein Band zusammen, unter dem Nerven und Blutgefäße für die Versorgung der Hand durchlaufen. Man kann dieses Band aufschneiden und damit die Hand wieder beweglich machen. Wir Körpertherapeuten dehnen es passiv, machen die Sehnen geschmeidig und versuchen vor allem, durch Mobilisation und Drainagen den Stoffwechsel des Körpers zu verbessern. Es wird nämlich vermutet, dass sich hier nicht so sehr das Band verkürzt, sondern dass sich Wasser einlagert. Das geschieht öfter bei Frauen um die Menopause, weil ihr Östrogen schwindet. Der Stoffwechsel verändert sich, und es kommt zu Ödemen, also Wassereinlagerungen. Wir erkennen hier also eher Blockade und Stau, wo man bislang Verkürzung von Gewebe vermutete. Und wir stoßen damit auf einen der vielen interessanten Zusammenhänge zwischen unserer Blockadeforschung und der Hormonforschung, der Endokrinologie. All diese Zusammenhänge werden zunehmend in der Psycho-Neuro-Immunologie oder auch Psycho-Endokrino-Immunologie erforscht, also von interdisziplinären Ansätzen, die den in Bilderbuchsysteme unterteilten Körper auch aus der Perspektive der klassischen Medizin wieder als ein Ganzes betrachten.

BLOCKIERUNGEN AN DEN GESCHLECHTSORGANEN

Ähnliche Wechselwirkungen zwischen Körper und Kopf gibt es auf der Achse zwischen Hypophyse und Sexualhormonen. Auch hier kann es bekanntermaßen zu Blockaden kommen, die einen aus dem Flow reißen. Die Geschlechtsorgane sind nun mal die Heimstatt der Lebenskraft. Mann oder Frau will und/oder kann nicht mehr. Die Freude am Sex ist verflogen, oder er wird regelmäßig durchgeführt, aber mit der **Empfängnis** klappt es nicht wie gewünscht. Denn die Ei- oder Spermazellen reifen nicht heran oder sind zu undynamisch, um Leben zu erschaffen. Auch solche lokal wirkenden Blockaden müssen wir aus einer ganzheitlichen Perspektive betrachten.

Es kann daran liegen, dass die Hirnanhangdrüse nicht die Hormone ausschüttet, die nötig sind, um den Eisprung und dessen Reifung vorzubereiten. Möglicherweise sind auch die Eileiter im kleinen Becken nicht mobil genug, um die Eier zu empfangen. Vielleicht aufgrund von Narbengewebe nach Operationen oder Infektionen in diesem Bereich wie bei der Endometriose, einer Entzündung der Uterusschleimhaut, die auch auf den Bauchraum übergreifen kann und sich unter Umständen bis zum Zwerchfell ausbreitet. Dann kann sich mitunter ein Ei nicht voranbewegen und nistet sich befruchtet eventuell im Eileiter ein oder auch gar nicht. Und deshalb kommt es nicht zur Empfängnis. Wir Osteopathen können durch

den Bauchraum hindurch mit Mobilisationstechniken Erfolge erzielen, indem wir versuchen, das Gewebe wieder geschmeidig und durchlässig zu machen. Das führt vielfach zu guten Ergebnissen, sodass Unfruchtbarkeit gar nicht so oft hormonell, sondern eher biomechanisch begründet zu sein scheint.

Krämpfe im **Uterus** kennt fast jede Frau von der Menstruation. Oft hat das hormonelle Ursachen, etwa wenn die Androgene die Östrogene überlagern. Doch der Uterus kann auch nach hinten kippen und sich fixieren. Ich hatte mal eine Patientin, die seit Längerem unter Rückenschmerzen und Ischialgien litt, also Beschwerden im Bereich des Pomuskels, die nach unten ins Bein ausstrahlten. Sie wurde mir von einer Kollegin überwiesen, die nicht weiterkam. In der Anamnese erzählte die Patientin, dass ihr Uterus verlagert sei, und bei der Untersuchung des Beckenbodens fiel mir eine erhöhte Spannung auf. Vor meinem inneren Auge entstand das Bild eines Uterus, der sich nach hinten im Beckenboden gegen das Rektum, also den Enddarm, fixiert haben könnte und dort einen Muskel auf Spannung bringt, der sich auf der Innenseite des Kreuzbeins befindet und mitsamt dem Ischiasnerv über den Po hinwegläuft. Man nennt ihn den «birnenförmigen Muskel», Piriformis. Das habe ich aus der Seitlage mit indirekten Techniken behandelt, indem ich das Kreuzbein der Patientin weich machte. In der Folge hatte sie zum ersten Mal seit zwei Jahren nachlassende Schmerzen.

Und manchmal beginnt das Leben schon mit einer Blockade, wenn es scheint, als wollten Babys gar nicht

das Licht der Welt erblicken. Wie bei einer Patientin, bei deren Entbindung eigentlich alles gut losging. Die Fruchtblase platzte, sie war umgeben von kompetenten und lieben Menschen – und dann Stopp: **Geburtsstillstand**! Was geht da vor sich?

Die Geburt hat zwei Phasen. In der ersten soll sich der Muttermund öffnen, damit das Köpfchen circa zehn Zentimeter Platz hat, um hindurchzukommen. Öffnet sich der Muttermund nicht, ist der Körper der Mutter nicht ausreichend entspannt und der Parasympathikus arbeitet nicht effektiv. Und wenn dann in der Austreibungsphase der Uterus nicht genügend kontrahiert und die Wehen ausbleiben, kann eine Art von Stillstand entstehen. Nichts geht mehr. Dann gibt man Hormone, Oxytocin oder Prostaglandine etwa, um diesen Prozess zu verstärken. Prostaglandine sind auch im Ejakulat enthalten, weshalb manche Geburtshelferin Paaren, die noch Tage nach dem errechneten Geburtstermin auf die Wehen warten, zum Sex rät.

Für viele Frauen ist die Geburt leider angstbesetzt. Das ist mit ein Grund, weshalb es so viele Kaiserschnitte gibt. Man will auf Nummer sicher gehen. Mit pränatalen Hypnosetechniken kann da mitunter geholfen werden, denn durch positive hypnotische Bilder lassen sich Gedankenkonstruktionen und fixe Ideen lösen. Dann kann man in eine Art Selbsttrance kommen, in der man den Körper wieder machen lässt, anstatt ihn kontrollieren zu wollen, weil man sich seiner nicht sicher ist. Dabei weiß der Körper am besten, was zu tun ist. Deswegen ist die Geburt

eine der anschaulichsten Embodiment-Erfahrungen. Der Körper übernimmt die Führung mit derart kraftvollen Abläufen, dass Frauen, und die sie begleitenden Männer, den Eindruck haben: Der Körper hat die Kontrolle. Hormone, Muskeln, Atem – er macht das von selbst mit einer Kraft, bei der man sich fragt: Wo kommt die her? Es ist eine Wahnsinnsenergie, die sich da frei macht, aber eine positive. Und ein tolles Beispiel dafür, wie klug unser Körper eigentlich ist und dass er weiß, was für uns gut ist, wenn wir ihn nur machen lassen.

Diese kleine Bestandsaufnahme von typischen – und manchmal auch etwas abgelegeneren – Blockaden macht deutlich, wie im Menschen alles zusammenhängt und wie sein Gerüst verbunden ist mit dem, was wir Nervensystem, Hormonsystem, Immunsystem nennen. Das sind aber keine voneinander unabhängigen Systeme, die man wie im Medizinstudium auf Folien übereinanderlegt, sondern alles ist miteinander verbunden.

BEWEGUNG IST (FAST) ALLES

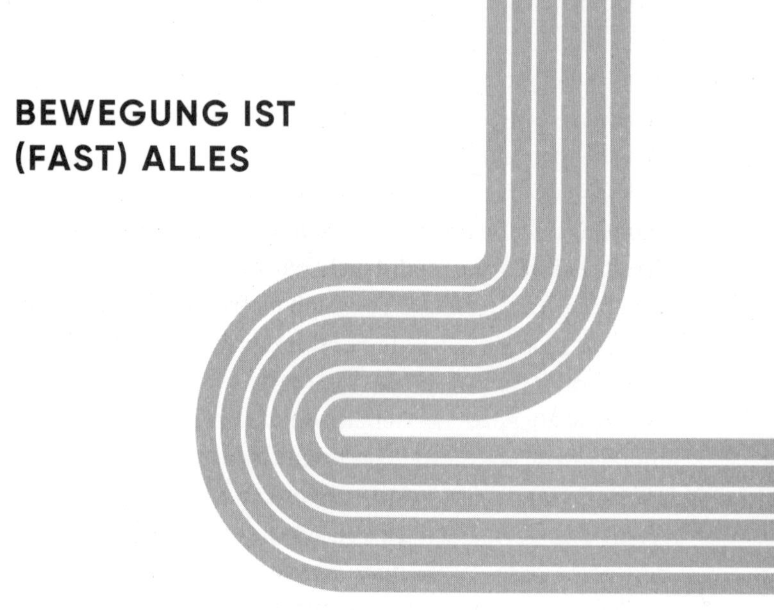

DER KÖRPER und das ganze Dasein zeichnen sich durch Bewegung aus. Alles, was lebt, ist in Bewegung, und was sich nicht mehr bewegt, ist pathologisch, also krank.

Als Kinder bewegen wir uns in der Regel sehr viel. Kinder toben, rennen, schaukeln, klettern auf Bäume und laufen Bällen hinterher. So erkundet man die Welt. Und fühlt sich nach einem bewegten Tag rundum wohl, als wäre man mit allem verbunden. Das geht so bis weit in die Jugend, da machen viele noch Sport, vielleicht im Verein oder im Team, Fußball, Schwimmen, Turnen, Basketball, und oft vertieft man hier bei Wettbewerben ein Können mit Leidenschaft und Ehrgeiz zu einer gewissen Professionalität. Andere sind als junge Menschen Outdoor-Fans und bewegen sich jedes Wochenende durch die Natur.

Dann bricht das aber oft ab. Freunde und Feiern werden interessanter, man macht eine Ausbildung, studiert, beginnt zu arbeiten. Häufig passiert es, dass man in seinen Zwanzigern in einen fordernden Sog aus Arbeit und Stress gezogen wird, weil man sich etablieren will und muss, im Beruf und im Leben. Manche bekommen schon mit Anfang 30 chronische Rückenschmerzen oder ein Stechen im Knie und sind in ihrer Bewegungsfreiheit stark eingeschränkt.

Dieses körperliche Defizit wirkt sich sehr oft negativ auf den Kopf aus. Man bewegt sich weniger, geht seltener an die frische Luft, geschweige denn ins Fitnessstudio, erlebt weniger. Man sitzt fest. Es fehlt das Licht, wir können nicht mehr auftanken. Die Gedanken beginnen zu kreisen, und die Kreise verengen sich und werden immer kleiner und schneller. Sie bewegen sich nicht mehr raus in die weite Welt, sondern sie fangen an, sich zu fixieren, anzuhaften, festzukleben. Und zwar am Negativen, am Problematischen. Wir igeln uns zunehmend ein, vielleicht auf dem Sofa, als würden wir uns um eine Mitte zusammenkrümmen, die sich aus Mangel an Bezug zum Außen mehr und mehr wie ein Vakuum anfühlt, ein schwarzes Loch mit Unterdruck, das einen ansaugt. Dann hält man sich stundenlang das Smartphone wie einen Abwehrschirm vor die Nase und daddelt stumpfsinnig darauf herum. Das Loch kann man mit Essen füllen, am besten mit süßem, das schnell einen Kick im Körper auslöst, und so fühlt es sich an, als würde der Körper allmählich das Loch ausfüllen. Damit einher geht mitunter das Gefühl, es

ginge einem die Konsistenz oder so etwas wie ein Kern abhanden. Man verliert den Fokus. Und damit die Energie.

Oft empfinden wir unseren Körper dann zunehmend als ausgedehnt. Vermutlich ist er es auch, prophylaktisch zieht man schon mal weitere Klamotten an. So kriegt man easy ein paar mehr saure Stäbchen rein oder noch einen Schlag Tiramisu, und in diesem Teufelskreis schrauben wir uns immer tiefer in eine Couchkartoffelhaftigkeit hinein und zuweilen in Selbstekel. Die eingelagerten Fettzellen umlagern unsere Bauchorgane, und besonders die Leber beginnt, Entzündungsstoffe zu produzieren. Die führen nicht nur noch schneller zu Reizungen des Bewegungsapparats, sondern gehen auch durch die Bluthirnschranke und können Depressionen auslösen. Vielleicht zetteln wir verzweifelte Aktionen an und strafen uns und unseren Körper. Wir machen eine Diät, wir machen eine Nulldiät, wir kasteien den Körper oder klemmen ihn zwischen Geräte und lassen ihn pumpen und heißlaufen, um seine oder unsere Grenzen zu spüren. Als wäre uns das Gefühl für den Körper abhandengekommen, für seinen Kern, seine Form, seine Begrenztheit. Dann wieder denken wir, ich muss ihm rasch was Gutes tun und irgendwas shoppen, ein Kleid, ein Paar Sneaker, Kosmetik. Oder wir gehen gleich zur ganz großen Kosmetik über und zwingen den Körper von außen in Form mittels Schönheits-OPs, absaugen, abschneiden, zusammenzurren, toxen.

Nicht selten wird man krank. Ich male mir aus, wie ich eines Tages die Treppe in den Keller kaum noch schaffen werde, so wie meine Eltern. Auch ich werde, wenn ich

dann mal um den Block laufe, bestimmte Muskeln und Bänder spüren. Und weil mein Kopf mehr kreist als mein Körper, werde ich den Muskelkater für so schmerzhaft erklären, dass ich beim nächsten Mal lieber im Sessel sitzen bleibe. Der Blutdruck wird steigen, und ich werde denken: Den darf ich nicht strapazieren. Vielleicht werde ich auch denken, ich vertrüge bestimmte Nahrungsmittel nicht mehr, woher sollte sonst das Völlegefühl kommen, und ich versage mir dies und das. Ich trinke aber etwas mehr Alkohol, damit ich besser einschlafe, und dass ich lange wach liege, möchte ich nicht in Zusammenhang bringen mit dem Mangel an Bewegung, die mich als Kind so angenehm ausgepowert hat, dass ich abends wie ein Stein ins Bett fiel. Und die mir jetzt eigentlich fehlt. Ich werde Gründe finden, das nicht so zu sehen und mich lieber von Physiotherapeutinnen, Pflegerinnen und dem Auto bewegen lassen, anstatt mich selbst zu bewegen. Wie Generationen vor mir werde ich sagen: Wenn man morgens aufwacht und nichts tut weh, ist man tot! Und nicht: Wenn man morgens aufwacht und sich nicht bewegt, ist man tot!

Und ich werde auch nicht merken, dass der Stillstand meines Körpers mit dem Stillstand meines Geistes korreliert, dass ich zunehmend um die immer gleichen Themen kreise, während sich in mir die Angst ausbreitet, mich nicht mehr bewegen zu können. Es schwindet dann die Zuversicht, dass das Leben weitergehen wird.

BEWEGUNG MACHT WACH

Die Praxis eines Körpertherapeuten lebt von den viel zu vielen Menschen, die sich zu wenig bewegen. Der Mensch ist ja eigentlich für Bewegung gemacht und die meiste Zeit seiner Entwicklungsgeschichte täglich Dutzende von Kilometern gelaufen. Man sagt, an die 40 bis 60 Kilometer im Schnitt, während derer er spürte, wie sich der Boden unter seinen Füßen anfühlte, wie der Wind über die Haut strich, wonach es duftete oder stank und wo es hell, dunkel, warm oder nass war.

Manchen Menschen gelingt es, Bewegung wirklich in ihren Alltag zu integrieren – sei es regelmäßiges Joggen oder Yoga oder am Wochenende ein Ausflug, eine Wanderung oder eine Radtour. Und auch hier kommt der Kopf ins Spiel. Denn wenn man regelmäßige Bewegungsabläufe in seinen Alltag integriert, will man eines Tages nicht mehr darauf verzichten. Dann hat sich die Anstrengung gedreht, als hätte man sie umdefiniert: Es erscheint nicht mehr anstrengend, drei Mal die Woche eine halbe Stunde zu joggen, sondern es ist frustrierend, wenn man das plötzlich nicht mehr kann, weil vielleicht das Knie plötzlich schmerzt.

Für viele Menschen ist das nicht nur essenziell wegen der Bewegung, sondern auch wegen der Natur außen herum. Sie brauchen den eher monotonen Lauf durch den Park auch deshalb, weil sie dabei die Veränderungen der Natur, den Wandel der Jahreszeiten, das wechselnde Licht, Eis, Kälte, das Grün, Sonnenstrahlen in den Baum-

kronen, goldgelbe Blätter, nackte Baumstämme oder die Verdunkelung der Landschaft miterleben können. Dadurch fühlt man sich eingebunden. Manch einer umarmt im Park sogar einen Baum und fühlt sich als Teil des Ganzen. Die Natur kann verbinden und aufladen.

All das spürt man, wenn man sich durch die Welt bewegt, und das macht einen im Kopf wach. Denn Bewegung ist neurologisch mit Wachheit verknüpft. Im sensorischen Cortex des Gehirns erleben wir die Aktivität aller Bewegungen, die wir sinnlich wahrnehmen und die uns signalisieren: Du bist wach. Gleich nach dem Aufwachen nach einem tiefen Schlaf wird uns das über die ersten Bewegungen bewusst, und wenn man morgens ein paar Bewegungsübungen macht, ist das nicht nur für den Kreislauf gut, sondern führt auch neurologisch zu der Erkenntnis: Jetzt bin ich wach(er). Das geschieht sowohl durch den ansteigenden Kreislauf als auch direkt durchs Wachheitszentrum im Gehirn.

ÜBUNG:

AUFWACHEN

Du liegst im Bett auf dem Rücken und stellst die Füße auf. Dann bewegst du die Beine von links nach rechts, indem du die Knie erst auf die linke, dann auf die rechte, dann wieder auf die linke Seite fallen lässt. Dadurch verdreht sich unsere Wirbelsäule.
Als Nächstes die Füße wieder gerade auf die Matratze stellen, dann Beine, Po und Rücken nach oben durchdrücken zur Brücke. So wird der Kopf schön durchblutet.
Leg dich auf den Bauch, heb den Kopf und streck die Beine und Arme lang, sodass die Rückenmuskulatur angespannt wird. Jetzt die entgegengesetzte Bewegung: Hände und Knie aufstellen und wie eine Katze den Buckel machen, dabei den Bauch zur Wirbelsäule drücken. Miau: wach!

UMGEKEHRT GILT das auch: Bewegungslosigkeit macht müde. Wer lang rumsitzt, im Sessel, im Auto, im Zug, wird müde. Deshalb sollte, wer nicht einschlafen kann, sich nicht herumwälzen, sondern ruhig liegen. Insofern ist Bewegung ein grundlegender Baustein unserer Aufmerksamkeit und der Wachheit unseres Geistes. Wenn wir vor dem Bildschirm sitzen, machen wir Bewegungen

nur virtuell mit dem Geist, aber nicht anhand der Erfahrung unseres Körpers. Das macht einen Unterschied. Wer sich bewegt, bleibt körperlich und geistig wach.

Damit wollen wir nicht sagen, dass nur in einem gesunden Körper auch ein gesunder Geist sei («mens sana in corpore sano» hieß das früher). Der Perfektions- und Optimierungswahn, der Jugendliche in Fitnessstudios, Alte auf Rennräder und uns alle in einen überkontrollierten Ernährungsstil treibt, funktioniert nach einer subtilen, teils perfiden Logik. Körper, die dem jeweils aktuellen Schönheitsideal entsprechen, gelten als besser, optimiert eben, und all jene, auf die das nicht zutrifft, sind weniger erfolgreich im Survival of the Schickest. Die Idealisierung des gestählten Körpers kann bei einem rigiden gesellschaftlich akzeptierten Selektionsprinzip faschistoide Züge annehmen.

Wichtig ist, *dass* wir uns bewegen. Jeder Schritt, sage ich meinen Patienten manchmal, ist 100 Prozent mehr als gar nichts. Die Deutsche Gesellschaft für Sportmedizin und Prävention rät, täglich 10 000 Schritte zu gehen, plus 150 Minuten körperliche Aktivität pro Woche. Aber 10 000 Schritte am Tag schaffen nur die wenigsten von uns, das wären immerhin sechs bis acht Kilometer. Mit dem Gang vom Rechner zur Toilette, von der Wohnung in die Garage, vom Haus zur Bushaltestelle und ins Büro, abends zurück und dann noch mal schnell in den Supermarkt rüber – damit kommt man nicht auf die empfohlene Schrittzahl. Hans-Wilhelm Müller-Wohlfahrt, der als Mannschaftsarzt den FC Bayern und die Fuß-

ballnationalmannschaft betreute, sagt, dass schon 4500 Schritte am Tag gut seien.

Als Körpertherapeut frage ich deshalb vor allem meine älteren Patienten eher, ob sie vielleicht im Laufe des Tages mal zehn Minuten um den Block gehen. Für manche ist das schon viel. Und nicht wenige sind tatsächlich verwundert, wenn ich ihnen sage, dass ihr Herz-Kreislauf-Problem oder ihre Gelenkschmerzen auch von mangelnder Bewegung herrühren. Denn sie haben sich daran gewöhnt zu denken: Wenn etwas anstrengt und schmerzt, ist es schlecht. Lieber lassen sie sich dann bewegen, von Therapeutinnen, Masseuren oder Autos. Andere drehen in späteren Jahren plötzlich sportlich auf, was allerdings auch nicht zu empfehlen ist. Denn intensive Bewegung geht nur gut, wenn man das ein Leben lang trainiert hat. Nicht umsonst sagt der Fitness-Papst Ulrich Strunz: Ab 40 nicht mehr angreifen! Warum? Das musste einer meiner Patienten kürzlich erfahren, nachdem er sich mit über 70 einen Fitness-Coach genommen hatte, der ihn anpeitschte, bei 50-Meter-Spurts Gewichte hinter sich herzuziehen. Im Nullkommanix kollabierte er mit einem akuten Bandscheibenvorfall. Menschen wie ihm sage ich gern: Mach langsamer, zwei Mal pro Woche Joggen reicht auch. Leg dich lieber mal aufs Bett, tu gar nichts und versuche, dich zu spüren. Es wäre das Gegen-Extrem zur Reglosigkeit. Manchen gelingt das gar nicht mehr.

Natürlich verändern sich Gewohnheiten im Laufe des Lebens, das betrifft die Ernährung ebenso wie die Bewegung. Kinder essen gern viel Kohlehydrate, Alte brauchen

davon meist weniger. Kinder toben viel, ältere Menschen bewegen sich oft kaum noch. Bewegung zieht sich in einem Auf und Ab durchs Leben, in Wellenbewegungen, in denen man mal mehr, mal weniger in Körper und Kopf ist. Als pendle man zwischen beiden hin und her, auf der Suche nach der Mitte. Balance wollen wir das gar nicht nennen, denn Balance ist ja eigentlich Stillstand. Man kennt das von der Wippe: Im Gleichgewicht steht man still.

FÜHLENDE BEWEGUNG

Als Körpertherapeut würde ich sagen, dass auf den Körper und somit auch auf den Kopf und was sich darin befindet, zwei verschiedene Kräfte wirken: eine zentrifugale und eine zentripetale. Die eine wirkt nach außen, die andere nach innen. Wenn du durch eine zentrifugal agierende Kraft der Mitte, die den Körper in Bewegung setzt, durchdrungen bist, erlebst du Bewegungsfreude! Das Glück, das man empfindet, weil man sich bewegt, wird viel zu wenig thematisiert. Dabei ist es etwas Fundamentales, das schon im Embryo angelegt ist und von Kindern ausgelebt wird. Im Laufe des Lebens geht es uns zunehmend abhanden, zum Beispiel am Schreibtisch oder am Bildschirm. Kommt die zentrifugale Kraft zum Stillstand, beginnt sie sich gleichsam zentripetal nach innen zu drehen, und wenn die Bewegung, die Energie, nicht mehr aus dem Außen kommt, muss man den Körper füttern, damit er etwas zum Verstoffwechseln hat.

Der **Bewegungs- und Lagesinn** ist für unser Überleben grundlegend und darum auch als Erstes angelegt. Hören, Sehen, Riechen, Schmecken sind Sinnesreize, ohne die wir überleben können. Nicht aber ohne die taktile Wahrnehmung unserer Umgebung. Als Fötus besitzen wir fünf bis sieben Millimeter lange Lanugo-Härchen, die sich im Fruchtwasser wie Wasserpflanzen auf unserer Haut wiegen und uns unablässig das Gefühl von Bewegung vermitteln. Es ist dieser weiche, sanfte Rhythmus, in dem sich Seegras wiegt, das wir beim Schnorcheln bewundern. Diese Bewegung ist wichtig für die Entwicklung des vegetativen Nervensystems. Wenn die Mutter «on the road» ist, verhält sich der Fötus meist still, er bekommt durch die Mutter genug Bewegungsimpulse. Aber in Ruhe, da geht es rund, dann turnt er herum, um ebendieses Feedback-System zu stimulieren. Und selbst wenn er schläft, tut er das mit dem Gefühl wiegenden Seegrases.

Zentral wichtig für die Verarbeitung sensorischer Reize ist das Gleichgewichtsorgan, das Vestibulum. Ähnlich wie der Körper im Fruchtwasser bildet es einen Flüssigkeitsraum, der mit feinen Härchen ausgekleidet ist. Dieser Raum besteht aus drei rohrartigen Bögen, die sich in den drei Dimensionen des Raumes ausrichten. Vertikal, horizontal und frontal. Das Wogen des Wassers in diesem System stimuliert die Härchen, und die informieren den sensorischen Cortex, wo wir uns im Raum befinden.

Die Hörschnecke ist nach dem gleichen Prinzip konstruiert, und das Körperfühlen ähnelt tatsächlich dem

Hören. Man horcht also in sich hinein. Dieses System zu stimulieren, lohnt sich nicht nur für Föten und Kinder. Die Osteopathin Dorothea Weigel machte mit Schulkindern eine Studie, bei der zusätzlich zum Unterricht Turnübungen gemacht wurden, die das Gleichgewicht verbessern sollten. Abgesehen davon, dass die Kinder besser drauf waren, weil sich das Klassenklima verbesserte, verbesserten sich auch ihre schriftlichen Arbeiten in Deutsch und Mathematik. Auch aus der Geriatrie kennen wir entsprechende positive Beispiele; das folgende ist kein Einzelfall. Eine an Demenz erkrankte Dame, die im Pflegeheim orientierungslos auf den Gängen auf und ab lief, wurde mit Gleichgewichtsübungen beturnt. Nach drei Monaten hatte sich ihre Orientierung verbessert, sie sprach wieder und machte sich Notizen.

Gerade im Alter profitieren wir von einem guten Gleichgewicht. Mit 70 haben wir weniger als die Hälfte der Meissner-Tastkörperchen, das sind unsere Druckfühler in den Füßen. Weniger Fühler, weniger Gefühl, mehr Unsicherheit gleich Sturzgefahr. Unbeabsichtigte Stürze sind die häufigste Todesursache durch Unfälle nach denen mit Autos. Training hält diesen Prozess auf. Von Handwerkern weiß man, dass sich die Rezeptordichte der Hände durch das tätige Tun erhält. Für Physiotherapeuten und Osteopathen ist das belegt. Aber am besten tobt der ganze Körper herum. Jede Bewegung stimuliert das Gleichgewicht – Tango, Tai-Chi, mit dem E-Scooter durch die Gegend heizen, mit dem Enkel schaukeln gehen. Oder man macht es wie mein 85-jähriger Freund Dieter,

der nach dem Walking im Berliner Tiergarten Flamingo spielt und mit geschlossenen Augen auf einem Bein steht. (Stör ihn nicht, er träumt von roten Krebsen.)

Als Erwachsenen fehlt uns die andauernde Rückversicherung der eigenen Existenz, wie wir sie im Fruchtwasser und später im Körperkontakt mit den Eltern erlebt haben. Deswegen brauchen wir aktive Bewegung, um uns zu spüren. Wir brauchen Feedback über unsere Hautrezeptoren, das kann alles Mögliche sein, von Massagen bis hin zum Wind, der uns über die Haut streicht. Der Körper belohnt das nicht nur über die Rezeptoren in der Peripherie, sondern auch tief drinnen im Gehirn. Das hängt auch deswegen so eng zusammen, weil die Haut ein auf links gekrempeltes Hirn ist, mit dem wir am Körper alles empfinden. So ist sie in der Embryogenese entstanden. Unser Körper belohnt uns für Stimulierungen mit glücklich machenden Hormonen, Serotonin oder Dopamin, und motiviert uns damit zu noch mehr Bewegung.

Wir wollen das fühlende Bewegung nennen! In Abgrenzung zur Action-Bewegung, die auf das reine Tun setzt, auf Leistung, Kick, Grenzüberwindung. Action-Bewegung nutzt man eher beim Kraftsport, Marathontraining oder exzessivem Radfahren; dabei werden Reizstoffe und Stressoren freigesetzt, Adrenalin zum Beispiel. Dagegen ist nichts einzuwenden, es kann Herz und Kreislauf trainieren, und auch diese Bewegungen lassen sich mit einer fühlenden Hinwendung durchführen. Aber das ist eher

selten, und im Übermaß kann man seinen Körper durch Action-Bewegung auch selbst ausbeuten, dazu später mehr.

Körperkontakt spielt eine ähnliche Rolle wie fühlende Bewegung. Die **Berührung** durch die Hand eines anderen – oder durch die Haut, den Körper, die Bewegung, das Gefühl eines anderen – aktiviert im Körper unser Feedback-, unser Belohnungs- und Glückssystem. Viele von uns verspüren da einen Mangel. Und ein Mangel an liebevoller Stimulierung des Körpers ist schädlich für unser Gemüt, er kann zu Depressionen führen. Er wirkt sich auch auf das Immunsystem aus, unsere Abwehrstoffe verschlechtern sich – und unser Geist, unsere Inspiration, unsere Lebendigkeit im Kopf verarmen.

Dazu gibt es etliche Studien und Experimente. Ein bekanntes stammt von Friedrich dem Großen, der Kinder ohne Berührungen, Zärtlichkeiten, Liebkosungen und Ansprache aufwachsen ließ, um zu sehen, was passieren würde. Alle starben. Umgekehrt gibt es Untersuchungen, in denen man zuckerkranke Kinder mit Massagetherapien behandelt hat. Die Eltern wurden angewiesen, vorm Zubettgehen eine 15-minütige Massage bei ihren Kindern durchzuführen. Der Blutzuckerspiegel der Kinder sank auf den Normalbereich. Ähnliche Effekte finden sich bei Erkrankungen wie Asthma, Neurodermitis, Mukoviszidose, ADHS usw. Und auch bei Krebspatienten konnte man die gesundheitsverbessernde Wirkung der Berührung bestätigen.

Daran sieht man, dass sanfte Bewegungstherapie in

fühlender Form den Körper stärken kann. In China beispielsweise gibt es Krankenhäuser, die Patienten vorwiegend mit einfühlsamer Bewegung behandeln. Es ist das Qigong, eine Art bewusst fühlender Gymnastik, die in der chinesischen Medizin schon immer als ein Grundpfeiler der Gesundheitspflege und Heilung angesehen wurde. Aktuell laufen Studien, ob und wie Qigong den Verlauf von Long Covid positiv beeinflussen kann.

ÜBUNG:
BEWEGUNG (NACH-)FÜHLEN

Wecke das Qi, indem du dich in die Qigong-Position stellst und deinen ganzen Körper in einer auf und ab wippenden Weise leicht schüttelst, als wolltest du alle Spannung abschütteln. Geh ruhig systematisch vor, vom Scheitel übers Gesicht, den Nacken, die Schultern, die Muskeln des Brustkorbs, des Bauchs, des Beckens, die Oberschenkel und Unterschenkel bis zu den Füßen. Du kannst auch eine Schicht tiefer schütteln und dich auf deine Organe konzentrieren: deine beiden Lungenhälften, dein Herz, den Oberbauch, die Leber, die Nieren, die Gedärme, den unteren Bauch. Schüttel den letzten Tropfen Spannung ab. Das kann ruhig drei Minuten dauern. Am Schluss stoppst du abrupt, und wenn du nun mit geschlossenen Augen in deinen Körper hineinhorchst, spürst du die Nachwirkungen des Schüttelns im ganzen Körper. Obwohl er nicht bewegt wird. Das ist ein Beispiel für inneres (Nach-)Fühlen, das man bei vielen Bewegungen erleben kann.

MAN KANN sinnliche Wahrnehmung trainieren. Wir wollen sie nicht «achtsame Wahrnehmung» nennen, weil man damit zumeist eine mentale Aufmerksamkeit verbindet, wenn man sich vornimmt, alles bewusst wahrzunehmen. Doch wir wollen die körperliche Empfindung üben. Denn eine Stärkung der sinnlichen Wahrnehmung wirkt sich positiv auf den Kopf und unser Gesamtbefinden aus.

Ein deutliches Beispiel dafür sind Ansätze in der Behandlung anorektischer Patientinnen. Magersüchtige disziplinieren und kontrollieren ihren Körper, und das tägliche Regime kann ein Gefühl von Macht, Struktur und Halt verleihen. Mitunter entsteht in der Sucht auch ein Gefühl von Flow: Man fühlt sich dünn, leicht, schön, beherrscht und ist zufrieden mit sich. Experten nehmen an, dass magersüchtige Menschen ein gestörtes Körperschema haben, als stimmten Selbstbild und Fremdbild nicht überein. Das brachte den Haptik- und Hirnforscher Martin Grunwald von der Universität Leipzig auf die Idee, bei ihnen könnte die Rückanbindung an den Körper nicht stimmen. Auf Deutsch: Sie spüren sich selbst nicht wirklich. Sie essen so zwanghaft kontrolliert oder erbrechen die aufgenommene Nahrung, um sich durch diese Stimulation ihrer selbst zu vergewissern. Also fertigte man enge Gummianzüge an, die den Anorektikerinnen über die Haut ein permanentes Feedback ins Körperinnere geben. Dieses Gefühl von Kontakt verbesserte ihre Symptomatik.

Das Gleiche bezweckt das Pucken von Babys. Durch die

Entbindung sind sie aus dem Fruchtwasser in den luftleeren Raum gekommen, und da kann es helfen, wenn man die Säuglinge umarmt, stillt, hält – und sie auch mal eng einwickelt. Das stimuliert ihre Rezeptoren und beruhigt sie. Fühlende Bewegung tut nicht nur Babys, sondern uns allen gut. Wir werden darauf im Kapitel über Embodiment noch mal zurückkommen.

WIE DER KOPF DEN KÖRPER AUSBEUTET

Selbstausbeutung ist ein Phänomen, das viele von uns betrifft, ohne dass wir uns dessen bewusst sind. Es geschieht dann, wenn wir etwas tun, ohne zu fühlen; der Kopf hat die Regie übernommen und ignoriert den Körper. Neben exzessivem Sport oder Hungern kommt die Selbstausbeutung des Körpers durch den Kopf vielfach auch bei der Ernährung, beim Atmen oder in der Sexualität vor. Die meisten Menschen, die dem Kick hinterherjagen und einen Höhepunkt nach dem nächsten suchen, fühlen sich natürlich extrem stimuliert. Doch auch das kann im Exzess zur Blockade führen, wenn man wie in der totalen Aktion gefangen ist und nur noch über die Oberflächen gleitet. Wenn man das Fühlen in der Bewegung aufgegeben hat und annimmt, Schmerz wäre auch gut. Oder wenn man im Alltag so im Stress ist, dass man sich mit einem Fitnessprogramm eher überlastet.

Letzteres kann man an jungen Eltern und vor allem an jungen Müttern beobachten. Sie haben oft unglaublich

viel um die Ohren – die Kinder, die Arbeit, der Haushalt, die Freunde – und machen sich in der Freizeit noch zusätzlichen Stress mit **Sport**. Eigentlich ist einem vielleicht eher danach, am Sonntag mal alle viere von sich zu strecken. Aber man meint, man müsste noch unbedingt was für Bauch, Beine, Po, die Muckis oder die Fitness tun. Und oft legt man sich damit ein so enges Korsett an, dass man kaum noch Luft zum Atmen hat. Das kann zum Burn-out führen. Ich sehe viele Patientinnen in meiner Praxis, die sich komplett ausbeuten, bis zur letzten Ressource.

Über die extremste Form der körperlichen Selbstausbeutung in Bezug aufs **Essen**, die Magersucht, haben wir gerade schon gesprochen. An ihr wird besonders deutlich, wie eine irrige Vorstellung im Kopf die Betroffenen zu ihrem selbstschädigenden Verhalten treibt. Ansonsten ist zur Ernährung im Grunde fast alles gesagt und geschrieben worden. Auch, was richtig wäre, nämlich regelmäßig, gesund und in Maßen zu essen. Aber leider sind die meisten von uns – vor allem in den Teilen der Welt, die es sich leisten können, industriell hergestelltes Essen zu konsumieren – in gewisser Weise essgestört. Die Essstörung ist eine der größten, zeitraubendsten und ungesündesten Blockaden in unserem Alltag. Während einige jeden neuen Hype mitmachen, akribisch auf gewisse Nahrungsmittel verzichten, ohne dass diese ihnen schaden, und somit sich und ihrem Umfeld das Leben schwer machen, schlägt bei anderen das Essenspendel in die entgegengesetzte Richtung aus. Beispiels-

weise sollte man nicht immer wieder erklären müssen, dass kohlehydratreiche Nahrung mit viel Zucker und Fett hormonell getriggerte Glücksgefühle freisetzt. Mal ist das ja wunderbar. Aber die Deutsche Gesellschaft für Ernährungsforschung kritisiert nach wie vor, dass zuckerreiche Nahrungsmittel zu sehr dominieren und dass das zu Krankheiten führen kann, die mit dem Herz, dem Kreislauf, dem Blutdruck, Diabetes und vielen anderen Dingen zu tun haben. Im Grunde gibt es ein paar einfache Ernährungsprinzipien, und wenn wir die beherzigen, senken wir deutlich das Risiko einer ernährungsbedingten Blockade. Zur Hilfe zitieren wir gerne Bas Kasts zwölf Regeln aus seinem *Ernährungskompass*:

- echtes Essen (also Nahrung, die möglichst wenig verarbeitet ist),
- hauptsächlich Pflanzen,
- lieber Fisch als Fleisch,
- Joghurt und Käse, weniger Milch,
- Zucker minimieren,
- keine Angst vor Fett, aber Transfette meiden,
- Eiweiß essen, um satt zu werden,
- wenig Kohlenhydrate,
- Intervallfasten,
- Omega-3 aufnehmen,
- keine Vitaminpillen oder Nahrungsergänzungsmittel,
- das Essen genießen!

Was wir uns viel weniger als das Essen bewusst machen, ist die **Atmung**. Dabei atmen wir oft falsch – und auch das führt zu Blockaden. Wir wollen keine Spaßverderber sein und dir das falsche Atmen verbieten, aber es ist tatsächlich so: Auf Essen kann man ein paar Tage oder sogar Wochen verzichten. Einen Schluck Wasser kann man sich auch mal versagen. Aber eine Sauerstoffschuld über mehrere Minuten verzeiht das Leben nicht. Im Grunde ist alles Atmung! Alles ist Austausch von Stoffen, zwischen jeder lebendigen Zelle. Und selbst Fixierungen im Körper, also Verklebungen, Staus oder Blockaden, sagte mal mein Lehrer, der Osteopath Rick Keunen, seien Regionen, die nicht atmen. Alles will atmen!

Natürlich wird unsere Atmung durch fehlende Bewegung schlechter. Und sie wird schlechter durch emotionale Spannungen. Die können sich wie Muskelpanzerungen in den Körper übertragen. Solche Belastungen oder Verkrampfungen verflachen die Atmung, und wenn das Zwerchfell durch mangelnde Bewegung nicht mehr genug Sauerstoff durch die Zellen pumpen kann, werden Giftstoffe nicht angemessen entsorgt. Das irritiert das Nervensystem. Dann kursiert im Blut zu viel Kohlendioxid, was dem Hirnstamm gemeldet wird, und der signalisiert dem vegetativen Nervensystem: Stress! Womöglich sogar chronisch. Wir schlafen schlechter, wir fühlen uns schlechter. Schlechte Atmung und schlechte Durchblutung können zu tausenderlei Blockaden, Störungen und Erkrankungen führen, im Kopf und im Körper, beispielsweise auch zu erektilen Dysfunktionen. Damit wären wir

auch schon beim nächsten Bereich, in dem wir unseren Körper ausbeuten: Sex.

Viele Menschen, wenn nicht die meisten, machen sich darüber ja eine Menge Gedanken. Und das zumeist nicht, weil sie mit dem **Sex**, den sie in ihrem Leben haben, so glücklich und zufrieden wären. Viel zu oft geht es vor allem darum, den Orgasmus herbeizuführen. Dabei entfalten sich die echten Potenziale von Erotik eigentlich erst in der Entspanntheit mit einem Gegenüber, wenn beide im Körper, in bestimmten Regionen, und auch im Kopf das Gleiche zu fühlen scheinen.

Einer meiner Patienten litt darunter, dass er zu schnell kam. Er befand sich in einem Teufelskreis: Wenn er und seine Partnerin Sex hatten, schien er die Luft anzuhalten aus Angst, dass er zu schnell kommen könnte, und verkrampfte sich. So sehr, dass er aus Scham den Sex mit seiner Partnerin mied, die auch nicht besonders viel Lust hatte; und je seltener sie Sex hatten, desto mehr standen sie unter Druck – und desto schneller kam er. Auch hier dominiert der Kopf, statt dass der Körper ins Fühlen kommen kann. Über derlei Probleme gibt es kaum verlässliche Zahlen, weil die wenigsten Menschen sich trauen, ehrlich Auskunft über ihr Sexleben zu geben. Aber es lässt sich vermuten, dass ein Großteil von uns es sich anders ausmalt.

Das Paradoxe am Sex ist, dass wir bei all der aufregenden Erregung entspannt bleiben müssen, um gut zu funktionieren. Eine gute Erektion braucht die parasympathische Entspannungsenergie genau wie der weibli-

che Orgasmus. Auch hier kann Atmung eine große Hilfe sein: Es empfiehlt sich, länger aus- als einzuatmen. Die Atmung ist wahrscheinlich der machtvollste Regulator zur Balancierung des vegetativen Gleichgewichts. Sie tut das zwangsläufig über die Blutchemie auf der zentralsten Ebene unseres Nervensystems, dem Hirnstamm. Hier wird der Kohlendioxid-Level abgelesen und übersetzt sich bei einem hohen Stand automatisch in parasympathische Aktivität. So senkt er den Action-Teil, den Sympathikus. Der erste Impuls am Hirnstamm ist bei längerer Ausatmung zwar zuerst Panik, weil es einen Sauerstoffmangel zu geben scheint – aber bei wiederholter Durchführung werden diese Werte zunehmend toleriert, und es kommt zu einer Verschiebung des Eichstrichs, ab dem der Körper in Panik gerät. Und so bleibt er länger entspannt im Parasympathikus. Es geht bei der Atmung also nicht um eine Art Selbsthypnose, sondern um knallharte Blutchemie. Je länger wir ausatmen, desto gechillter werden wir zwangsläufig.

ÜBUNG: ATMEN

Setz dich entspannt hin und leg die Hände übereinander auf den Unterbauch. Mit der Einatmung heben sich die Hände ein wenig, und mit dem Ausatmen senken sie sich wieder zusammen mit dem Bauch. Das ist im Yoga die Stufe 1. Die Ausweitung der Bewegung erfasst den Brustkorb, dessen Flanken sich weiter stellen, sodass sich das Brustbein auf der Mittellinie zwischen den Brusthälften leicht heben kann. Das ist die Stufe 2 des Yoga. Die Stufe 3, das Heben der Schultern zur Erweiterung des Brustraums, brauchen wir zum entspannten Atmen nicht, sondern nur für die Notfallatmung. Wir beobachten aber, dass wir im Alltag in der Atmung hier stark fixiert sind. Die Ausatmung erfolgt in umgekehrter Reihenfolge: Als Erstes entspannen sich die Schultern, dann senkt sich der Brustkorb und zuletzt der Bauch. Ein- und Ausatmung werden zu einer fließenden Welle. Die bewusste Ausführung der Bauch- und Brustkorbatmung hilft, die dritte Stufe zu entspannen. Im Laufe der Zeit kannst du beobachten, dass die Ausatmung länger ist als die Einatmung. Das ist gut so! Mit der verlängerten Ausatmung schaltet unser Hirnstamm in den Parasympathikus, was eine beruhigende

Wirkung hat. Man kann es trainieren, wenn man im Hintergrund das Ticken einer Uhr hört oder innerlich gleichmäßig mitzählt. Kürzer ein- als auszuatmen hilft immer, um entspannter zu werden. Beispielsweise hilft es auch in Situationen, in denen du aufgeregt bist: Atme einfach ein und tief aus, mindestens zehn Mal.

DIE MESSAGE dieses Kapitels über Bewegung ist klar: Blockaden entstehen, wenn wir uns nicht ausreichend bewegen und den Körper nur benutzen, anstatt ihn zu fühlen. Dabei kann er sogar denken, so intelligent ist er in seiner Funktionsfähigkeit und Selbstheilungskraft.

Der ungarisch-amerikanische Psychologe Mihály Csíkszentmihályi (sprich: Tschickßentmichali) brachte dies treffend auf den Punkt: «Alles, was der Körper vermag, ist prinzipiell angenehm. Doch viele Menschen ignorieren diese Fähigkeit und benutzen ihre körperliche Ausstattung so wenig wie möglich. Sie lassen seine Kapazität ungenutzt, Flow auszulösen. Wenn die Sinne unterentwickelt bleiben, geben sie uns chaotische Informationen: Ein untrainierter Körper bewegt sich zufällig und unbeholfen, ein unsensibles Auge bietet uns hässliche oder uninteressante Dinge, das unmusikalische Ohr hört nur verzerrte Geräusche, der grobe Gaumen kennt nur langweilige Geschmacksrichtungen.»

KÖRPER- UND MENSCHENBILD

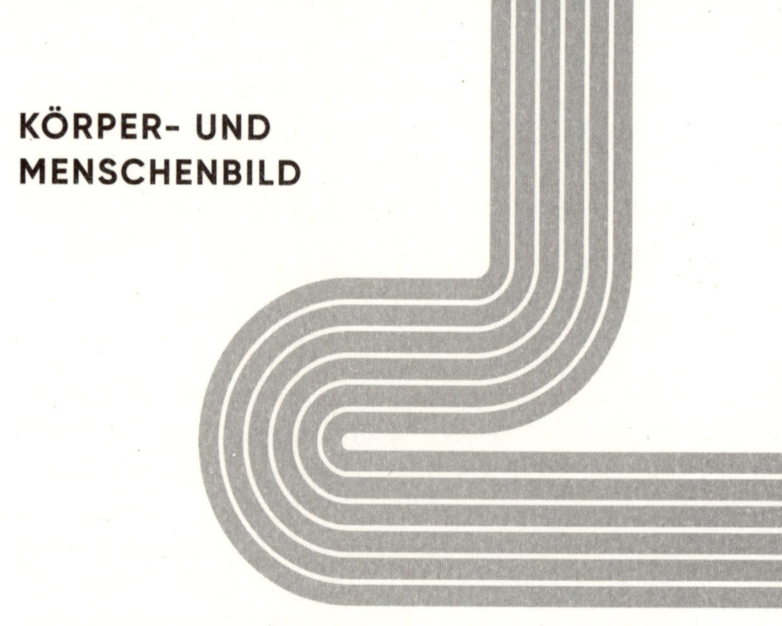

BEIM WINDSURFEN. Ich habe erst vor ein paar Jahren damit angefangen und beherrsche es nicht wie jemand, der schon als Kind auf dem Brett stand. Der Wind weht stark, ich surfe mit hohem Tempo auf ein schwieriges Manöver zu, vielleicht eine Halse. Ich müsste in den Wendepunkt hineingleiten, mich auf dem Brett umstellen und das Segel herumschwingen, um möglichst ohne Geschwindigkeitsverlust in die Gegenrichtung weiterzufahren. Aber schon vor dem Wendepunkt merke ich, jetzt kommt das Störfeuer aus dem Kopf. Der sagt: Das wird nie was! Es wird dich total zerhauen! Nein, denke ich, nicht fertigmachen lassen vom inneren Zensor, das wird das größte Manöver aller Zeiten! Vorsicht, ruft ein anderer Gedanke, wer sich zu sicher fühlt, wird zer-

bröselt, ein bisschen Angst und Adrenalin kreieren den Fokus, den du jetzt brauchst. Achtung! Konzentrier dich auf die Beine! Oha, jetzt bin ich aber schnell, jetzt keine Angst zulassen, sonst krieg ich weiche Knie und dann ...

KÖRPERWISSEN

So eine Situation kennen wir vermutlich alle. Es geht um komplizierte Bewegungsanforderungen, die man noch nicht ganz beherrscht. Und plötzlich funken die Kognition und die Emotion hinein und auch die Reflexion, die alles beobachtet und im Grunde weiß: Eigentlich sollte ich mich nicht vom Kopf ablenken lassen! Eigentlich wär's geil, jetzt voll im Körper zu sein, hier und jetzt, und eine traumwandlerische Halse hinzulegen! Aber das ist eben leichter gedacht als getan. Deswegen sagt man im Tennis auch, der Sieg werde im Kopf davongetragen. Nämlich dann, wenn der nicht stört, sich nicht einmischt, nicht irritiert, nicht ablenkt oder gar blockiert. Natürlich muss der Kopf an sein. Er muss wach sein, strategische Entscheidungen treffen, um sich auf den Gegner und die Spielsituation einzustellen, die dynamisch und veränderlich ist. Aber ein guter, professioneller Spieler denkt das aus dem Körper. Er hat es im Kopf durchgespielt – aber er lässt sich nicht ablenken von Gedanken wie: Du musst jetzt viel mit Loops arbeiten! Der Kopf darf in solchen Situationen nicht alles übertönen, wie eine zu verkopfte Regieanweisung.

Es geht hier um ein Wissen, das aus dem Körper kommt. Es steigt von unten nach oben auf, bottom-up, wie eine Intuition. Es entsteht durch Routine und Erfahrung. Wir alle kennen das. Das ist im Sport so, im Tanz, in der Malerei, in der Kunst, als Töpfer, im Handwerk, als Herzchirurgin, also bei allen Tätigkeiten, die man routiniert mit einem bewegten Körper vollzieht.

Und das Gleiche gilt, wenn wir für die jeweilige Handlung Gegenstände gebrauchen, dann externalisieren wir dieses Körperwissen in die Dinge. Zum Beispiel beim Autofahren: Es ist doch erstaunlich, dass man sich in jedwedes Auto setzen kann, ob groß oder klein, und sofort ein Gefühl dafür hat, ob man damit durch den Torbogen oder in die Parklücke kommt oder nicht. Wir kennen die Maße des Autos nicht, aber wir spüren sie. Als wäre das Auto ein Teil von uns selbst. Es geht in der Bewegung von außen nach innen und von innen nach außen, und es gibt Momente, da funktioniert das wie geschmiert. Und dann wieder gibt es Tage, da steht man mit dem falschen Fuß auf, ist in einer schrägen Stimmung, und das Störfeuer aller möglicher Gedanken springt an. Bevor man durch den Torbogen fährt, denkt man: Hier musst du auf den Seitenspiegel aufpassen, da auf die Ecke ... Man klammert sich ans Lenkrad – und macht dann meistens eine Schramme ins Auto. Obwohl gestern noch alles flutschte, als wäre man eins mit dem Auto. In dem Moment, in dem man die Schramme reinfährt, hat einen die Intuition verlassen.

Daher ist das Bogenschießen im Zen so wichtig. Man kann technisch schießen, indem man über die Pfeilspitze

das Ziel ins Visier nimmt. Und man kann intuitiv schießen, dann geht es nicht mehr um die gedanklich reflektierte Bewegung: Pfeil auflegen, Bogen spannen, Kimme und Korn in Deckung bringen, Schuss. Sondern man verschmilzt im Gefühl mit Bogen, Pfeil und Ziel. Es gibt Schützen, die blind schießen – und treffen.

Man mag einwenden, dass dem ein routiniertes Üben vorausgehen muss, dass Bewegungsabläufe immer wiederholt werden müssen. Erstaunlicherweise gelingen einem aber, beispielsweise beim Golf, die ersten Schläge am besten. Das berühmte Anfängerglück ist das unbekümmerte Anfangen des inneren Kindes ganz aus dem Körper heraus, spielerisch und ohne Kalkül.

FLOW

Dieses Phänomen, dass man sich einer herausfordernden Tätigkeit hingibt, aufmerksam und mit allen Sinnen, wird als «Flow» bezeichnet. Geprägt wurde der Begriff Mitte der 1970er-Jahre von Mihály Csíkszentmihályi, der damit den Zustand meinte, in den ein Mensch geraten kann, wenn er einer Tätigkeit folgt, in der er weder unter- noch überfordert ist, sodass er sich konzentriert der Herausforderung widmet, in ihr aufgeht, ganz im Moment und im Prozess dessen ist, was er gerade tut – und sich dabei auf eine selbstvergessene Weise wie in einem Rausch befindet. Er beschreibt Flow als: «Zustand, in dem Menschen so sehr in eine Aktivität vertieft sind,

dass nichts anderes mehr wichtig zu sein scheint; die Erfahrung ist so angenehm, dass Menschen sie auch unter hohem Aufwand weiterbetreiben, nur um der Sache willen.» Man spricht deshalb auch von «Tätigkeitsrausch» oder «Funktionslust». Du bist total versunken in eine Tätigkeit, die dich gleichermaßen fordert wie belohnt oder beglückt. Du vergisst die Welt um dich herum und dich selbst.

Du bist eins mit den Dingen. Ist das nicht überwältigend schön?

Neun Aspekte sind laut Csíkszentmihályi für den Flow notwendig:

- ein Gleichgewicht zwischen Herausforderung und Fähigkeit,
- das Verschmelzen von Handlung und Bewusstsein,
- die Klarheit des Ziels,
- ein unmittelbares und eindeutiges Feedback,
- die Konzentration auf die anstehende Aufgabe,
- ein Paradox der Kontrolle (dazu später mehr),
- die Transformation der Zeit,
- der Verlust der Selbstreflexion
- und autotelisches Erleben, also dass man etwas nur um der Sache willen tut, als reinen Selbstzweck, und nicht, um damit etwas zu erreichen, wie Erfolg oder Glück.

Der Flow geht also vom Körperlichen aus, von der Bewegung im Rahmen gewisser Fähigkeiten und Gewohnheiten, wenngleich man ihn auch in mentalen Fähigkeiten findet. Aber er ist nicht das Gleiche wie das, was wir mit Embodiment meinen. Dazu später mehr, denn an dieser Stelle verdient das Verständnis des Flows eine Vertiefung. Schauen wir uns dafür noch ein paar Beispiele an.

Ein Kind malt. Es hat gelernt, einen Stift oder einen Pinsel zu halten. Es lernt, Striche zu zeichnen und Kreise, Gesichter, Menschen und Vögel. Es lernt, Farben zu mischen. Es übt, es malt, es will ein Bild machen, dabei drückt es die Zungenspitze an die Oberlippe und ist völlig fokussiert auf Papier, Stift, Hände. Es vergisst die Welt um sich herum, sich selbst, ist versunken und hört nicht, wenn man ruft: «Es gibt Essen, wasch dir die Hände!» Danach will es sofort wieder zu seinem Bild, zurück in diesen Zustand. Es will etwas (er)schaffen und dabei oder dadurch zwischen Glückseligkeit und sanftem Rausch schweben. Flow kann beim Malen entstehen.

Und auch beim Computerspielen. Auch wenn es manchen schwerfallen mag, Computerspiele als eine Tätigkeit zu definieren, die gleichermaßen konzentriert mit Kopf und Körper gedacht und gefühlt wird. Dafür erscheint sie zu starr und stupide. Wir wittern, als Erwachsene und Eltern von Jugendlichen, sofort eine ungesunde Abhängigkeit. Aber auch das gehört zum Flow dazu. Er erzeugt tatsächlich eine Art Abhängigkeit, nämlich den Wunsch nach Wiederholung. Man will in den Schwebezustand zurück, um die Welt um sich herum zu vergessen und durch

Konzentration, Herausforderung und Skills Erfolge zu erzielen, und das oft in einem Team und/oder im Wettbewerb gegen andere. Auch Gamer haben gute Tage und schlechte Tage, mal ist man blockiert, und mal hat man eben, wie es in der Poetry des Rap heißt: den Flow.

Ein weiteres, scheinbar stärker mental induziertes Flow-Setting ist das Schachspiel, das viele noch immer nicht für eine Sportart halten. Beim Schach haben wir im Schachbrett ein optisch-haptisches Setting, im Schachmatt ein klares Ziel, wir sind fokussiert auf die vor uns liegende Aufgabe, und mit den Zügen erregen wir unmittelbare und eindeutige Feedbacks. Wir vergessen Zeit und Raum und uns selbst, wenn wir erfahren sind im Schachspiel, also ein gutes Maß an Kenntnis, Gewohnheit, Routine haben und daher ein Gleichgewicht zwischen Herausforderung und Fähigkeiten spüren. Dann verschmelzen Handlung und Bewusstsein, und wir kommen in einen Flow. Als ich als Jugendlicher eine Zeit lang mit Freunden viel Schach spielte, habe ich es erlebt, dass ich sehr schnell und leidenschaftlich in einen Modus rutschte, in dem ich im Kopf anfing, gegen mich selbst zu spielen. Ich stand im Bus, ich lag im Bett, ich schaute in der Schule aus dem Fenster und dachte mir Eröffnungen aus.

Was wir beim Computerspiel Abhängigkeit nennen, kann man auch weniger wertend als Leidenschaft bezeichnen, eine Leidenschaft, die zu Besessenheit neigen kann. Grandios hat das Stefan Zweig in der *Schachnovelle* beschrieben, anhand derer man diesen Prozess versteht. Der Protagonist hatte während einer monatelangen Haft

durch die Gestapo nur ein Buch mit Schachzügen zur Verfügung und steigert sich, wie er selbst es nennt, in eine «Schachvergiftung» hinein. Dabei kreist sein gesamtes Denken nur noch um das Schachspiel, in dem sein «Ich Schwarz» gegen sein «Ich Weiß» spielt. Später lässt er sich, obwohl er es sich anders vorgenommen hatte, wieder zu einem Spiel hinreißen und droht daran verrückt zu werden, weil sein Gehirn wie rasend weitere Züge und Spiele eröffnet, so als hätte es sich verselbstständigt. Er gerät in einen Flow, der pathologisch wird. Das dürfte allerdings eher die Ausnahme sein.

Eine Patientin von mir ist Autorin und erzählte mir, dass das Schreiben sie zuweilen in einen übersteigerten Zustand treibt. Es gibt Texte, bei deren Verfassen sie in einen regelrechten Rausch gerät: Wenn ein gewisser Zeitdruck da ist, sie gut recherchiert hat und ihr die Idee für eine passende Form gekommen ist, dann schreibt sie sich mitunter in einen Flow hinein, der zehn Stunden anhalten kann. Das ist verbunden mit dem Gefühl der Zufriedenheit: Wow, ich hab's geschafft. Zumal das Schreiben ja meistens mit einer Blockade beginnt. Und vermutlich mischt sich bei ihr in das, was ich eben als Besessenheit bezeichnet habe, eine Art Grandiositätsgefühl. Am Vortag, so erzählte sie mir, dachte sie noch: Ich schaffe das nie – und dann bekam sie am nächsten Tag die Kurve und dachte: Der Text wird genial! Wenn sie im Schreibflow ist, durchlebt sie eine Phase der Präsenz, in der man diese als Einheit von Raum, Zeit und Handlung empfindet. Körper und Kopf fallen in eins. Du bist im Lot. Um den Zustand –

und nicht das Ziel – scheint es im Flow zu gehen. Wenn es vorbei ist, ist es vorbei.

Genau diese Präsenz bezeichnete Csíkszentmihályi als Flow, die er als Psychologe eher über einen mentalen Angang definierte. Als naturphilosophisch begeisterter Körpertherapeut und praktizierender Zen-Buddhist definiere ich Präsenz allerdings eher vom Körper her, als eine Art verkörperlichte Anwesenheit aller Aufmerksamkeit. Pathetisch könnte man sagen: Wir bringen uns dann selbst hervor in all unserer Potenzialität, uns selbst vergessend und überschreitend, in unmittelbarem Kontakt mit dem Prozess unseres Tuns. Wie ein Tänzer, der sowohl führt wie geführt wird. Und das Schöne an diesem Zustand ist, dass er unangestrengt, leicht und heiter daherkommt.

ÜBUNG:
WAS IST DEIN HOBBY?

Hast du überhaupt ein Hobby? Denk mal drüber nach! Manche halten das für ein altmodisches Wort, aber wir können auch so fragen: Was ist deine Leidenschaft? Betreibst du sie als Hobby? Wenn ja, gut so! Denn das macht zufrieden, es drängt zur Tätigkeit und hält frisch und jung. Solltest du im Älterwerden kein Hobby haben, such dir unbedingt eines: Hol die Klarinette deiner Jugend wieder hervor, male, schneidere, mach einen Tanzkurs, lern eine neue Sprache, do it yourself! Ganz egal, was andere davon halten mögen, Hauptsache, es macht dir Spaß. Und sprich dann ruhig selbstbewusst von «meinem Hobby». Denn heute heißt es eher, dass wir an etwas «arbeiten» – an der Beziehung, am eigenen Körper, im Garten oder an der Leistung. Schließlich haben wir effizient und zielgerichtet zu sein und sollten unser Tun stets für irgendeinen Zweck instrumentalisieren. Statt einfach einem scheinbar sinnlosen Hobby nachzugehen, einer Tätigkeit, deren Ausübung uns Freude bringt und zufrieden macht. Selbst wenn du den 17. selbst gestrickten Pulli weder anziehen noch verschenken noch verkaufen willst – wenn Stricken dir Spaß macht, dann strick auch noch den 18.! Das

Wort «Hobby» kommt übrigens vom englischen Ausdruck «hobby horse», dem Steckenpferd, mit dem kleine Kinder ihre Energien austoben können. Bau dir selbst eins, mach Unsinn, hab Spaß!

MANCHE ERLEBEN den Flow bei der Arbeit, so wie ich. Für meine osteopathischen Untersuchungen habe ich ein sehr festes Untersuchungsschema. Von Fuß bis Kopf untersuche ich zunächst 400 einschlägige Stellen am Körper der Patienten auf Blockaden hin. Da ich diesen Ablauf viele Tausend Male gemacht habe, bin ich darin so routiniert, dass sich mein Geist währenddessen freisetzen kann. Er schwebt ein bisschen darüber. Ich könnte auch sagen, meine Hände denken, während mein Kopf fühlt, spürt oder wahrnimmt. Dann ist es, als legten sich Bilder, die im Hinterkopf entstehen, über das Muster von Spannungen im Körper des Patienten. Und als verbinde sich das relativ automatisierte Tasten mit den Bildern und dem medizinischen Wissen und den Informationen, die ich aus Erfahrung gesammelt habe. Wenn ich dem Raum gebe, entwickle ich eine Intuition. Ich habe dann das Gefühl: Ich bin richtig drin, und es gibt fast keinen Zweifel daran, dass mein Befund aus Wahrnehmung und Wissen stimmt. Man fühlt sich bei Routine-Arbeiten absolut sicher. Und genau das ist immer auch ein bisschen gefährlich. Denn man kann sich irren.

Daher versuche ich, in meinem routinierten Behandlungs-Flow eine skeptische Distanz auch mir selbst ge-

genüber zu wahren. Es ist, das hat Csíkszentmihályi sogar in Grafiken dargestellt, für einen kreativen Flow immer eine Mitte nötig zwischen routinierter Langeweile und einem Tick Überforderung. Und die kann man sich selbst einbauen, indem man sich, trotz scheinbar umfassendster Erfahrung oder Meisterschaft, immer wieder skeptisch betrachtet und hinterfragt. Und indem man ein echtes Interesse wahrt, eine Neugier auf den Menschen vor sich, für das eigene Fach und die Welt überhaupt. Interesse ist ohnehin ein Zaubermittel, das unser Leben ungemein bereichert.

Csíkszentmihályi beschreibt das herzergreifend schön: «Wenn Sie sich für etwas interessieren», sagt er, «werden Sie sich darauf konzentrieren, und wenn Sie Ihre Aufmerksamkeit auf etwas richten, ist es wahrscheinlich, dass Sie sich dafür interessieren werden. Viele der Dinge, die wir interessant finden, sind nicht von Natur aus so, sondern weil wir uns die Mühe gemacht haben, ihnen Aufmerksamkeit zu schenken.»

Interesse zu wecken und zu wahren, ist eine der wichtigsten Übungen im Leben. Man begegnet oft Menschen, die einem auf die Frage «Wie geht's?» ihre komplette Befindlichkeit ausschütten, ohne Punkt und Komma und ohne eine einzige Gegenfrage. Als interessierten sie sich null für ihr Gegenüber, sondern nur für sich selbst. Ein Dialog kommt nicht zustande, geschweige denn eine Konversation. Natürlich darf man mal im Reden in einen Flow kommen. Das kennt jeder, ich auch. Aber selbst da kann man sich gewissermaßen einen kommunikatori-

schen Stopper einbauen und den Spieß umdrehen, indem man sich für das Gegenüber interessiert. Jeder Mensch hat etwas Interessantes! Und wenn man das Fragen lange genug praktiziert, entsteht der Fragefluss wie von selbst, weil man geübt darin ist, Aufmerksamkeit zu schenken.

Menschen, die echtes Interesse zeigen, werden von ihren Mitmenschen in der Regel geschätzt. Diese verwechseln sie sogar manchmal mit Therapeuten. Das liegt daran, dass echtes Interesse bindet. Der Begriff kommt übrigens vom lateinischen «inter esse», was «dabei sein» bedeutet.

ÜBUNG:
INTERESSE WECKEN

Such dir drei beliebige Dinge oder Menschen in deiner nächsten Umgebung, zum Beispiel einen Baum, ein Ding, eine Person. Egal ob du in der U-Bahn bist, auf dem Weg zur Arbeit, am Gartenzaun oder in einer Bar. Und dann formuliere innerlich an diese Person oder diesen Gegenstand drei Fragen. Anfangs wirst du stocken und denken: So viele fallen mir gar nicht ein. Aber frag weiter! Du kannst das üben, denn Fragen kommen von Fragen. Wir können uns bewusst in den Fragemodus begeben, statt nur im Antwort- oder Monologmodus zu verharren, in dem sich viele von uns wohler zu fühlen scheinen.
Und dann gehst du einen Schritt weiter: Baum, Ding, Person – 10 Fragen! Lass dir Fragen einfallen, und allmählich fallen sie dir zu, und du wirst erkennen, wie vielfältig deine Umgebung im Grunde ist.

KOMMEN WIR zurück zum Flow. Warum können wir nicht immer in diesem Zustand sein? Warum geschieht es eher selten, dass wir uns selbstvergessen uneingeschränkt einer Sache widmen und dabei tiefe Befriedigung oder gar Glück empfinden? Der Grund ist, dass dem

Flow ein gewisses Paradox eigen ist: Einerseits müssen wir uns ganz auf etwas konzentrieren, andererseits müssen wir loslassen und uns an die Sache oder die Situation verlieren. Csíkszentmihályi nannte es das «Paradox der Kontrolle».

Dieses Yin und Yang aus Loslassen und Kontrolle ist für viele von uns vermutlich die schwierigste Übung. Denn wir sind in einen Alltag eingespannt, der vom Einzelnen sehr viel Kontrolle verlangt. Beim Arbeiten, in der Selbstdarstellung, in der Lebensführung sind die meisten von uns auf sich selbst zurückgeworfen – und permanent unter Kontrolle. Das richtige Mischungsverhältnis aus Loslassen und Kontrolle ist im Leben grundlegend. Wir brauchen deren Abwechslung wie das Ein- und Ausatmen zum Leben.

Vielleicht kann dir die folgende Übung übers Loslassen und Annehmen ein wenig helfen.

ÜBUNG:
LOSLASSEN UND ANNEHMEN

Halte deine Unterarme vor den Oberkörper parallel zum Boden, die Ellbogen sind am Körper, die Hände zeigen weg von dir, Handflächen nach oben. Balle die Hände zu zwei Fäusten. Dann öffne die Hände. Lass los. Atme aus, gebe. Und nun zieh die Hände zum Brustkorb ran, dorthin, wo der Solarplexus liegt, das Herz, der Atem, das Zwerchfell. Nimm an. So übst du loszulassen und erfährst, wie es körperlich spürbar zu einem Annehmen wird.

DIE MACHT DER GEDANKENKONSTRUKTIONEN

Häufig sind die kognitiven Stimmen und Stimmungen in unserem Kopf so laut und präsent, dass sie alles übertönen. Das ist vor allem in westlichen Gesellschaften der Fall. Denn unsere philosophische Tradition hat vor Jahrhunderten einen Dualismus von Körper und Geist, Leib und Seele eingeführt, der uns bis heute prägt. Dabei kommt dem Geistigen das Primat zu, was sich exemplarisch an René Descartes' Satz «Ich denke, also bin ich» zeigt. Es gilt als erstrebenswert, die Dinge gedanklich zu durchdringen, und so wird alles rationalisiert und mit

Begriffen belegt. Doch mit einer solchen Haltung ist es schwer, in den Flow zu kommen.

Wenn wir einmal kurz innehalten, fällt vermutlich jedem von uns eine Situation ein, die er durch irgendwelche Gedankenkonstruktionen erfasst hat, obwohl das nicht notwendig oder gar sinnvoll war. Zum Beispiel beim Sex. Man macht sich währenddessen Gedanken über seinen Bauch, ist er zu rund?; über den Busen, ist er zu klein?; oder über den Penis, den man ebenfalls gern größer hätte. Man denkt: Wenn ich mich jetzt drehe, dann sieht er meine Falten und die Cellulitis, und vielleicht findet er mich dann nicht mehr schön und überlegt es sich anders? Warum muss ich ständig daran denken? Warum bin ich nicht so im Rausch wie letztens, als ich das alles vergessen konnte? Sollte ich lieber aufhören zu stöhnen, um ihm zu zeigen, dass ich bei der Sache bin? Bin ich überhaupt bei der Sache? Wenn mein Kopf jetzt weiter hin und her rast wie ein Äffchen, dann komme ich nie! Und warum komme ich überhaupt so selten? Kann ich mich nicht hingeben? Bin ich nicht da? Wo bin ich? Warum verheddere ich mich in inneren Monologen? Warum verhindere ich, dass Körper, Fühlen, Denken, Spüren in eins fallen und mein Partner und ich gemeinsam die Welle surfen?

Im Menschenbild des Buddhismus – das sich von dem Menschenbild der westlichen Tradition grundlegend unterscheidet – sind diese verschiedenen Stimmen und Stimmungen sehr schön beschrieben. Man nennt es das «**System der fünf Anhäufungen**». Aus ihnen besteht der Mensch laut der buddhistischen Tradition. «Anhäu-

fung» klingt ziemlich komisch, man könnte es, auch noch bisschen komisch, «Agglomeration» nennen: wenn sich etwas verdichtet und zu einer Form konzentriert. Auf jeden Fall sind es Zustände, die sich vorübergehend bilden. Wie Wolken, Wasserwirbel oder eine Sandhose, wenn der Wind Partikel zu einer Figur aufwirbelt, die dann wieder zerfällt.

Die fünf Agglomerationen, die den Menschen ausmachen, sind:

- Körperlichkeit,
- Wahrnehmung,
- Gefühle,
- Gedankenkonstruktionen,
- Bewusstsein.

Sie alle verbinden sich vorübergehend zu einer Form und zerfallen wieder. Die fünf Aspekte sind miteinander verbunden. Gefühle beispielsweise nimmt man wahr. Körperlichkeit ist etwas, das man auch empfindet. Und durch alles hindurch scheint wie die Sonne das Bewusstsein. Es ist nicht an ein Individuum gebunden. Bewusstsein schwingt durch alles, Erscheinungen wie auch Emotionen oder Kognitionen.

In diesem buddhistischen Menschenbild ist sogar das Ich, das uns im Westen so wichtig ist, wie eine Schaumkrone, die sich durch Wind und Wellen auf dem Meer bildet und dann wieder zerfällt. Die Krone ist die materielle Verkörperung, das Schillern und Schäumen sind

sinnlich wahrnehmbar, und dazu können wir bestimmte Gefühle haben. Ich zum Beispiel das Gefühl der Freude, weil Schaumkronen für mich bedeuten, dass es Wind zum Segeln gibt, jemand anderes empfindet dabei vielleicht Angst, weil Schaumkronen für sie bedeuten, dass das Boot krängt und ihr dabei mulmig wird. Das sind unsere Gedankenkonstruktionen. Die Schaumkrone formiert sich ähnlich wie die Sandhose und alle anderen Dinge und Lebewesen, sie war und ist Teil des Ozeans, der als das gesamte Bewusstsein angesehen werden kann.

Wir haben die Begriffe der fünf Agglomerationen vereinfacht, aber wir sprechen mit Absicht nicht von Gedanken, sondern von **Gedankenkonstruktionen**. Denn das Tolle an diesem Konzept ist, dass es zum Ausdruck bringt, dass Gedanken nicht etwas sind, das so und nicht anders ist, richtig oder falsch, unveränderlich. Sondern dass auch sie sich durch Bewegung formieren und wieder zerfallen können. Nichts bleibt, alles fließt, selbst Gedanken, Ideen oder Prinzipien.

Gedankenkonstruktionen sind die Gravitationszentren unseres Ichs, die zentralen Bezugs- und Anziehungspunkte. Wir haben davon viele, viele Schwerpunkte mit bestimmten Zuschreibungen. Als wären es viele kleine Ichs, die unser Handeln bestimmen. Das ist der buddhistische Begriff des Karma. Und das Karma ist nicht Schicksal, sondern es formiert sich durch Prägung, also das, was uns dazu treibt, etwas so und nicht anders zu tun, und dazu gehört auch das Selbstverständnis.

Natürlich musst du immer etwas tun. Aber es ist gut

zu wissen, warum du etwas tust, welche Zwanghaftigkeiten dahinterstecken. Dass du Zwanghaftes genau wie Gewohnheiten ändern kannst. Und dich nicht ein Leben lang durch Setzungen einschränken lassen musst, nur weil du an das glaubst, was irgendwann mal eine Lehrerin zu dir gesagt hat: «Du kannst kein Deutsch!» Oder: «Zum Singen hast du keine Stimme!» Oder: «Mathe ist nicht dein Ding!» Oder: «Für die Bühne bist du nicht gemacht!» Wenn du nicht sehr selbstbewusst bist, wirst du denken: Ich kann das nicht, also lass ich es lieber. Das ist fatal, denn dadurch blockieren wir uns selbst. Wir stehen uns im Weg mit unseren Gedankenkonzepten, Emotionen und Gewohnheiten. Denn Gedankenkonzepte sind durch Gewohnheit verinnerlichte, automatisierte Anschauungen, die wir ähnlich wie Glaubenssätze so oft wiederholt haben, dass wir uns mit ihnen kongruent fühlen und denken: Das bin ich. Und überall, wovor ein Ich steht, ahnen wir in der therapeutischen Praxis: Ah, hier kommt eine starke Assoziation mit einem internalisierten Muster!

PARADOXE INTERVENTION: BLEIB SO

Sag es dir 10 Mal vor, 20 Mal, 100 Mal und dann noch einmal: «Mathe ist nicht mein Ding!», «Ich bin nicht sportlich!», «Ich kann mich nicht bewegen!», «Ich vertrage keine Zwiebeln, Milch, Weizen etc.!», «Ich hasse Wandern, Joggen, Gartenarbeit!», «Ich habe keinen grünen Daumen! Ich habe keinen grünen Daumen! Ich habe keinen grünen Daumen! Nein, ich kann das nicht.»
Du sagst dir den Satz, der für dich gerade von Bedeutung ist, so oft vor, bis er sich automatisiert. Dadurch nimmst du innerlich von ihm Abstand, sodass du dich wie eine Karikatur deiner Gedankenkonstruktion fühlst – und drüber lachen kannst. Lachen macht frei.

WIR MENSCHEN haben Gedankenkonstruktionen über alles Mögliche. Wir haben Gedankenkonstruktionen über unsere Gefühle. Wir haben Gedankenkonstruktionen über unsere Sinne. Und sogar unsere Körper haben wir gedanklich konstruiert, also als Konstrukte gebildet, die ebenso anders konstruiert sein könnten.

In der körpertherapeutischen Praxis erlebe ich quasi täglich Menschen, die irgendwelchen Gedankenkonstruktionen über ihren Körper verhaftet sind. Beispielsweise über ihren Rückenschmerz. Die Gedanken kreisen um den Schmerz, und der Patient weiß ganz genau, dass

es das Iliosakralgelenk ist oder der Ischias. Das sei ja auch logisch, sagt er mir, denn er habe hier und da Vorwölbungen, das zeige auch das MRT deutlich, und das komme daher, dass er lang keinen Sport mehr gemacht habe und weil er letztens mit einer Schubkarre zu schwere Erde transportiert habe. Oft werden etliche Gründe angeführt, woher der Schmerz kommt. Dabei weiß der Patient gerade mal, wo vorne und wo hinten ist, und hat zumeist keine Ahnung, wo sein Ischias liegt. Die Menschen labeln eine Körperregion, erstellen dank Dr. Google ein Kompendium an Ursachen und erklären sich und anderen damit die Schmerzen, so auch mir. Dabei sind sie in einer Gedankenkonstruktion gefangen, in einem Bild, und zugleich in dem Glauben, durch diese Konstruktion Kontrolle zu erlangen. Sie merken aber, dass Denken allein nicht reicht und dass sie irgendwie an den Körper rankommen müssen. Deswegen kommen sie zu mir, dem Körpertherapeuten.

Ich breche das nicht auf einer kognitiven Ebene auf, indem ich sage: «Sie haben doch keine Ahnung, wo Ihr Ischiasnerv verläuft, und die Protrusion auf dem Bild liegt genau auf der anderen Seite.» Sondern ich lasse erst mal alles stehen und bringe den Patienten durch die Untersuchung in ein sinnliches Erleben seines Körpers. Ich kann auf seine Schmerzpunkte drücken und ihm dadurch die Anatomie seines Körpers vergegenwärtigen, indem ich sage: «Spüren Sie das? Hier tut's weh? Das ist nicht der Ischias. Der Ischias, der ist hier», und dann berühre ich ihn an einer anderen Stelle. Schon

durch die Untersuchung hole ich ihn zurück in seinen Körper.

Die Gedankenkonstruktionen – oder allgemeiner: die Anhäufungen – entwickeln sich in ihrer Phänomenologie, also wie wir sie wahrnehmen, erst allmählich im Leben, mit der Reifung des Nervensystems. Zuerst ist unser Körper da. Dann wird seine sinnliche Wahrnehmung ausgeprägt: als Fötus zuerst der Tastsinn, am Anfang der achten Woche dann das Hören, während Schmecken, Riechen und Sehen erst nach der Geburt da sind. Ab dann entwickeln sich Gefühle wie Freude, Ärger, Angst, Überraschung, Trauer und Ekel, und später die sozialen Gefühle wie Scham oder Schuld. All das ist verortet im Zwischenhirn, und allmählich bildet sich, auch in der Menschheitsgeschichte, über den basalen Empfindungen das Denken im Neo-Cortex aus. Dann beginnen wir, uns Gedanken zu machen, während wir Wörter lernen und eine Sprache ausbilden. Dann kann man plötzlich nicht mehr an Geschriebenem vorbeigehen, ohne es zu lesen. Mit sechs Jahren geht das noch, mit 16 nicht mehr. Nur bei Sprachen mit anderen Schriftzeichen sieht man die Buchstaben noch wie eine bloße Formation.

Auf einer grundlegenderen Ebene könnte man auch sagen, dass wir überall Symbolismen verwenden. Wie eine Matrix legen wir Bilder, Symbole, Zeichen, Sprache über die Wirklichkeit.

ÜBUNG: NOTARZT

Versuch mal, dieses Wort [NOTARZT] nicht zu lesen!

UND SO fängt man an, die Welt zu etikettieren und die Dinge anhand von Kategorien einzuordnen – damit einher gehen zumeist Werturteile. Nehmen wir als Beispiel einen Baum. Den kann man erleben und beschreiben. Man kann sagen, er ist nützlich, denn er trägt pralle Früchte. Man kann sagen, er ist kränklich mit seinen zerzausten Blättern. Oder einfach schön, weil seine Weidenzweige romantisch ins Wasser hängen. All das sind Gedankenkonstruktionen. Sie haben aber nichts mit seiner Natur zu tun, die man erfahren oder erleben kann. Am nächsten dran sind vermutlich wieder die Kinder. Sie nehmen den Baum sinnlich wahr, mit dem Körper. Ich erinnere mich, dass ich als Kind immer etwas mit Bäumen machen wollte. Sie anfassen, die Rinde fühlen, die Äste testen, raufklettern, darin schaukeln, dem Rauschen ihrer Blätter lauschen, ein Baumhaus bauen, mit dem Baum eins werden. In diesem Alter internalisieren wir den Baum. Das ist Embodiment.

Doch wenn sich eine Matrix aus Worten und Zeichen über die Welt legt, wird die Wahrnehmung dominiert von der Beschreibung und der Zuschreibung statt von der

sinnlichen Erfahrung. So entstehen Konnotationen wie «schön» oder «hässlich», «richtig» oder «falsch», also Beurteilungen auf einer ästhetischen oder logischen Ebene.

Aus eigener Erfahrung lässt sich nachvollziehen, dass die Aneignung und Beherrschung von Symbolen berauschend sein kann. Beispielsweise wenn man anfängt, Bücher zu lesen, sich Wissen anzueignen, es in Diskussionen verbal zu verfechten und sich als denkendes Wesen zu erleben. Und vielleicht erlebt man das nicht nur als Individuum in seiner Entwicklung, vermutlich haben das auch ganze Gesellschaften so empfunden: Sie begeisterten sich an der Aufklärung, der Wissenschaft und an einem irrsinnigen Zuwachs an Wissen und versuchten, alles immer weiter zu untersuchen, zu analysieren, in seine Bestandteile und Atome zu zerlegen. Damit sind die Menschen so ins Detail gegangen, dass sie das Ganze aus den Augen und aus dem Sinn verloren haben.

Natürlich sollten wir das Denken keinesfalls aufgeben – das ginge wohl auch schlecht –, aber es wäre gut, wenn wir öfter mal tief ausatmen, uns locker machen und der Intuition mehr Raum geben. Letzten Endes sind so auch die meisten großen Entdeckungen entstanden, nämlich nicht durch angestrengtes Nachdenken und Analyse, sondern durch Zufälle, Intuition und Assoziationen. Eine der größten Erfindungen der Medizingeschichte beispielsweise, das Penicillin, hätte auch in Alexander Flemings Mülleimer landen können, als Schimmelpilz in einer über die Ferien stehen gelassenen Petrischale. Auch Kreativität funktioniert oft so. Man sitzt stundenlang vor dem

Computer und will etwas schreiben, und kaum ist man aufgestanden und zum Einkaufen losgegangen, purzeln einem plötzlich die Ideen entgegen, so schnell, dass man kaum mitschreiben kann. Manchen Menschen kommen die Einfälle unter der Dusche, manchen beim Yoga, anderen beim Wandern.

Mit diesem Buch suchen wir eine Rückanbindung ans Empfinden. Ganz und gar nicht, weil wir den Intellekt verachten, sondern weil wir in einer Kultur leben, die über lange Zeit den Körper gering geschätzt oder verachtet hat. Und aktuell befinden wir uns in einer Zeit, die den Körper durch Willensanstrengung, Selbstoptimierung oder Neuro-Enhancement immer noch mehr unter Kontrolle bringen will. Dadurch geht uns die Mitte verloren, ein Bauchgefühl, das gute Gefühl.

In diesem Abschnitt sind bereits Unterschiede angeklungen zwischen dem Menschenbild in östlichen Kulturen und dem in westlichen Kulturen. Da diese Unterschiede unmittelbar mit unserem Körperschema zu tun haben, also damit, wie wir unseren Körper wahrnehmen und mit ihm umgehen, werden wir in den nächsten beiden Abschnitten etwas ausführlicher auf diese beiden Traditionen eingehen. Oder anders ausgedrückt: Klarheit über unser Menschenbild zu gewinnen, ist deshalb so wichtig, weil wir uns mit dessen Stimmen, Stimmungen und Gedankenkonstruktionen das Leben schwer machen (können), wenn sie uns blockieren und das Embodiment verhindern.

DIE WESTLICHE TRADITION

Für uns im Westen ist die Trennung zwischen Körper und Geist etwas ganz Selbstverständliches, und genauso normal finden wir es, unser Ich im Kopf bzw. unserem Denken zu verorten. «Ich denke, also bin ich.» Das Denken kommt an erster Stelle, und somit ist klar, dass das, was wir eben über die Macht von Gedankenkonstruktionen gesagt haben, vor allem für die westliche Tradition gilt; in Ländern wie China oder Indien ist das ganz anders.

Man kann dies noch verallgemeinern und sagen, dass bei uns vieles nach dem Top-down-Prinzip funktioniert, also von oben nach unten. Das mag in gewissen Zusammenhängen effizient sein, aber bezogen auf das Menschenbild führt es zu einer Verarmung. Auf gesellschaftlicher Ebene manifestiert es sich in hohlen Bullshit-Jobs und hierarchischen Unternehmen, in denen alles auf einen Manager oder die Führungsspitze ausgerichtet ist statt auf alle Mitarbeiterinnen und Kollegen. Auf einer individuellen Ebene verlieren wir die Rückanbindung zum Körper, dann denken wir nicht mehr mit dem Körper, was zu Störungen, Krankheit und Depressionen führen kann, da wir unsere Selbstheilungskräfte beschneiden.

Eine weitere kulturelle Prägung ist: Wir denken in der Regel sehr stark in Strukturen und weniger stark in Prozessen. Doch unsere Körperlichkeit funktioniert so nicht, weder unsere Wahrnehmung, noch unsere Gefühle, noch unser Denken und auch nicht unser Bewusstsein. Das

alles sind keine festgefügten starren Strukturen, sondern wir sind, solange wir leben, permanent in Bewegung. (Selbst wenn wir vielleicht unser Ich, eine Seele oder irgendeinen unsterblichen Wesenskern so denken.)

Es gibt jedoch eine Richtung der modernen Medizin, die dem erstmals Rechnung getragen hat: Dass die Körperlichkeit mit Gefühlen, Wahrnehmung, Gedankenkonstrukten und den verschiedensten dynamischen Prozessen des Bewusstseins zu tun hat, wurde durch **Sigmund Freud und Josef Breuer** beschrieben. Sie waren die ersten modernen Mediziner, die körperliche Beschwerden auf mentale Probleme zurückführten, und ihr erster berühmter Fall war der der «Anna O». Diese Patientin konnte unter anderem ihren Arm nicht mehr bewegen. Die Ärzte begannen mit ihr eine «Redekur»: Sie sollte von sich erzählen, und die Ärzte hörten ihr dabei zu. Dadurch besserten sich ihre Symptome, auch den Arm konnte sie wieder bewegen.

Die Geschichte der Frauenrechtlerin Berta Pappenheim, die hinter diesem Fall steckt, ist unglaublich interessant, und mit der Anna O. wurde im Grunde die Psychoanalyse geboren. So heißt es bis heute: Indem wir mit einem guten Zuhörer oder einer Therapeutin reden und unsere Probleme rational durchdringen, geht es uns auch körperlich besser. Kraft unserer Vernunft, im Kopf, können wir unseren Körper heilen. Das war im Sinne der Aufklärung ein wunderbarer Gedanke und ein großartiges Werkzeug, das sehr reif unterscheidet zwischen unseren bewussten und unseren unbewussten Prozessen. Freud

war der Erste, der als Wissenschaftler benannt hat, dass unser Unterbewusstsein in unser Bewusstsein hineinfunkt und dass das auch noch von unserem urteilenden und strafenden Über-Ich kontrolliert wird, also gewissermaßen überbewusst. Die Stimmen, die einen kontrollieren oder malträtieren, sind ja bei ihm das Über-Ich.

Die Dynamiken zwischen diesen von Freud angenommenen Ebenen unseres Bewusstseins ähneln im Grunde den Anhäufungen, allerdings nur denen der geistigen Ebene. Die machen demnach irgendwie alles miteinander aus. Und haben Auswirkungen auf die Körperlichkeit. Der Körper aber wurde von der Psychoanalyse nicht so ernst genommen wie beispielsweise in der buddhistischen Psychologie. In der Psychoanalyse ist die Sprache zentral, das Sprechen, die Kognition, während die Beschäftigung mit dem Körperlichen in der klassischen Psychoanalyse eine Zeit lang ziemlich verpönt war.

Ein Schüler Freuds hat dann aber genau das gemacht: Der Wiener Arzt **Wilhelm Reich** beobachtete, dass Patienten, die vor ihm saßen, bestimmte Körperhaltungen einnahmen. Daraus entwickelte er spezifische Charaktertypen und postulierte, sie befänden sich in «Muskelpanzerungen», die Ausdruck ihrer psychischen Problematiken seien. Also vereinfacht gesagt: Der Mann, der bedrückt auf dem Stuhl sitzt, mit eingefallenen Schultern und hängendem Kopf, könnte eine Depression widerspiegeln. Jemand, der mit einer festen, steifen Nackenmuskulatur vor ihm sitzt, könnte unter Aggressionen leiden.

Reich versuchte, diese Muskelpanzerungen direkt auf-

zulösen. Denn er sagte, nur dann könnten sich die in ihnen blockierten psychischen Energien wieder freisetzen. Im Grunde hatte er ein sehr vegetatives Modell von den Panzerungen, weswegen sein Therapieansatz auch «Vegetotherapie» genannt wird. Er ging davon aus, dass Anspannung im Körper am vegetativen Nervensystem generiert wird. Das vegetative oder auch autonome Nervensystem unterteilen wir, wie gesagt, in den Sympathikus und den Parasympathikus. Der Parasympathikus ist eher für den Ruhe- und Regenerationsmodus zuständig und der (Ortho-)Sympathikus für Situationen, in denen der Mensch agieren muss und unter Stress geraten kann. Dann zieht der Sympathikus Gefäße zusammen und verursacht eine lokale Stressreaktion, wie eine Blockade. Entspannung und Anspannung sind bei Reich Lust und Angst, und er brachte diese Prozesse in Verbindung mit dem Neurotransmitter Acetylcholin, der die Gefäße weitet, und dem hormonellen Botenstoff Adrenalin, der sie verengt. So entstehe beispielsweise der «hart-näckige» Widerstand und verschiedene Verspannungen am Rücken, im Lendenwirbelsäulenbereich, im Nacken, am Herzen oder im Unterleib. Der Parasympathikus würde die Gefäße wieder öffnen, damit alles in Fluss kommt. Für Reich war das Leben schlechthin ein Wechsel zwischen diesen beiden Zuständen. Und die Fixierungen, Blockaden oder Panzerungen ging er für seine Zeit ziemlich offensiv an.

Zum Beispiel ahmte er die Patienten in ihrer Körperhaltung nach, um ihnen zu spiegeln, wie verkrampft oder blockiert sie sich bewegten. Das ging so weit, dass

er sie nachäffte, um sie zu provozieren und dadurch aus der Reserve zu locken, auf dass sich durch ihre eigenen (Abwehr-)Aggressionen die Panzerung lockere. Er hat allerhand ausprobiert und war damit der Erste, der überhaupt in Touch kam mit seinen Patienten, indem er die blockierten Zonen behandelte und viel mit dem Atem arbeitete. Heute empfinden wir das in der Massage, beim Physiotherapeuten oder bei der Osteopathin als normal. Zudem hat Reich, wie wir Osteopathen heute, ganze Muskelgruppen in ihren Zusammenhängen untersucht, statt nur einzelne Muskeln.

Später verband er sogar Störungen in den verschiedenen Phasen der psychosexuellen Entwicklung – der oralen, analen, genitalen Phase – mit bestimmten Körperebenen: Die Analphase ordnete er dem Beckenboden zu, die Genitalphase dem Bauchbereich, die Oralphase dem Schultergürtel. So korrelierten laut Reich die Querstrukturen des Körpers mit bestimmten psychischen Dynamiken oder auch Blockaden.

In der Anatomie kennen wir Osteopathen diese quer im Körper verlaufenden Muskelplatten, Sehnen und Faszien auch als Diaphragmen oder Zwerchfelle. «Zwerch» hieß im Mittelhochdeutschen «quer», und das «Fell» ist die Haut. Der Beckenboden, das Atemzwerchfell, der Schultergürtel, das Kehlkopfzwerchfell und die Schädelbasis sind Diaphragmen. Auch im Kopf gibt es querliegende Strukturen an der Hypophyse. An diesen Ebenen kommen immer auch Nervenknotenpunkte zusammen. Der bekannteste ist der Solarplexus, das Sonnengeflecht,

unter dem Atemzwerchfell. In der indischen Medizin nennt man diese Ebenen «Chakren». Reichs Verbindung von Spannungen mit psychischen Pathologien, die aus seiner «Charakteranalyse» hervorgingen, war neu und ist bis heute beeindruckend, denn in erster Linie arbeiten wir Osteopathen oder Physiotherapeutinnen ja auch mit dem Auftrag der Patienten, körperliche Beschwerden durch Berührung zu behandeln und zu lindern, wobei wir immer wieder auf psychische Zusammenhänge stoßen.

Die Arbeit mit Berührungen war in der klassischen Psychoanalyse deshalb ein No-Go, weil manche wie auch Freud meinten, es ergebe keinen Sinn, am Körper zu arbeiten, da alles aus der Psyche käme. Man muss die Entstehung der Psychoanalyse, die so wichtig war, weil sie erstmalig in der modernen Wissenschaft Gefühle und Sexualität thematisierte, auch aus ihrer Zeit heraus sehen. Im bürgerlichen Wien mit seiner viktorianischen Moral war es ein Skandal, als Therapeuten plötzlich begannen, beispielsweise den Missbrauch ihrer Patientinnen ans Tageslicht zu befördern. Das fiel auf die Herren des Bürgertums zurück. Auch deshalb wurde das Körperliche tabuisiert und galt als skandalös. Freud verschob dann seine Libido-Theorie dahingehend, dass sich seine Patientinnen, die Dienstmädchen oder Cousinen der hohen Herren, den Missbrauch «nur einbildeten». Ihre Neurosen sollten gewissermaßen als Imaginationen artig in ihrem Kopf bleiben.

Reich war damit nicht einverstanden. Er eröffnete sogar Büros zur Sexualaufklärung in Arbeiterbezirken und

spitzte seine Theorie zu, indem er sagte, Gesundheit sei nicht nur die Auflösung körperlicher Spannungen hin zu einem freien Geist, frei von Neurotizismen, Zwanghaftigkeiten und Angst – sondern der Körper müsse auch aktiv und ungestört in den Zustand des lustvollen Empfindens kommen können. Gesundheit war für ihn gleichbedeutend mit Orgasmusfähigkeit. Er nahm an, dass Menschen, die ihre Sexualität nicht frei erleben, in ihrem Körper gehemmt sind. Insofern war er in seiner Therapiebildung gewissermaßen «orgasmusfixiert», denn er sah den Orgasmus als Metapher für eine frei gelebte Sexualität. So weit würde ich nicht gehen. Mal kommt der Orgasmus, mal kommt er nicht. Aber dass jemand in der westlichen Wissenschaft sich überhaupt traute, so etwas zu postulieren, war revolutionär. Denn Reich ging es dabei eigentlich um die Fähigkeit, dass man sich ohne Zurückhaltung und Angst hingeben kann, um so die größtmögliche Resonanz herzustellen, die sogar über das Individuum hinausgeht. Diese Erfahrung kann dazu führen, dass man sich eingebettet fühlt, embedded und embodied, im großen Ganzen, in dem das Urvertrauen wurzelt. Damit übertrug Reich Beobachtungen, die er auf der Zellebene gemacht hatte. Die Zellen befinden sich in einem scheinbaren Prozess des Sich-Ausbreitens und -Zusammenziehens. Das war für ihn die Grundbewegung des vegetativen Nervensystems: ein Zusammenziehen im sympathischen und ein Sich-Ausbreiten und Hingeben im parasympathischen Nervensystem.

Reich wurde aus der Psychoanalytischen Gesellschaft

ausgeschlossen und emigrierte über Berlin und Dänemark in die USA. Da fragte er weiter, wie wir Menschen im Sinne der Gedankenkonstruktion funktionieren: Woher kommen gewisse Festigkeiten im Körper? Was ist das Surrogat von Spannung im Körper, von emotionalen, kognitiven oder neurotischen Blockaden? Wird es von der Psyche ins Soma übertragen und, wenn ja, wie? Er hat das durch die verschiedenen Diaphragmen oder Körperabschnitte dekliniert und sagte beispielsweise: Da ist ein Energiedefizit im Beckenboden. Dann fragte er sich, was ist diese Energie?

Er forschte und experimentierte weiter auf seiner Suche und verkohlte dafür im Labor Gewebe. Die sich aus diesem Prozess ergebenden blauen Bläschen hielt er für die Energie, die alles bewegt. Er nannte sie «Orgon». Und schlussfolgerte, dass ein Mangel an Orgon die Probleme im Körper verursache. Von da an hat er sich weniger um die Psyche oder den Körper gekümmert, sondern vielmehr um den von ihm postulierten Orgonmangel. Dafür entwickelte er ein Gerät, den sogenannten Orgonakkumulator. Er sah aus wie ein Fotoautomat für Passbilder. Reich schichtete darin verschiedene Metallplatten und Fasern aufeinander, die nach seiner Vorstellung kosmische Energie in den Körper bringen sollten.

Das liest sich bizarr, und Wilhelm Reich wurde dafür verspottet und kritisiert. Er baute sogar Energiekanonen, die Regen machen sollten, und sie fanden damals guten Absatz. Doch mit der repressiven McCarthy-Ära in den USA verfügte ein Gericht 1955 schließlich ein Verbot der

Orgonakkumulatoren, die Vernichtung der Geräte und aller Bücher von Wilhelm Reich. Er protestierte und wurde zu einer zweijährigen Haftstrafe wegen «Missachtung des Gerichts» verurteilt, während der er, kurz vor seiner Entlassung, starb.

Manches klingt kurios und scheint mehr einer leidenschaftlichen Fantasie entsprungen als der Wissenschaft verpflichtet zu sein, aber es gibt renommierte chinesische Mediziner, die sagen, im Westen sei nichts Besseres über Energie geschrieben worden als von Wilhelm Reich. Die Orgonakkumulation kommt sehr nah an die asiatische Definition des Qi heran.

Reichs Arbeiten wurden fortgesetzt durch die körperpsychotherapeutischen Arbeiten von **Alexander Lowen und John C. Pierrakos**, die als «bioenergetisches Modell» bekannt wurden. Sie fügten zwei Charaktere zu Reichs sieben Typen hinzu, arbeiteten aber auch an Muskelpanzerungen und deren Auflösung, um Patientinnen und Patienten zu einem lebendigeren Gefühl zu verhelfen. Dabei beobachteten auch sie, dass das einherging mit starken emotionalen Entladungen, mit dem Erinnern abgespeicherter Erlebnisse, dem Auftauchen von Traumata und fast vergessenen Ereignissen aus der Kindheit. Das ging zurück bis zu Rebirthing-Erlebnissen bei der Geburt. Man konnte also erleben, dass im Körper die Geschichte des Menschen abgespeichert ist, als wäre er eine biografische Festplatte unseres Lebens.

Die nachfolgenden Therapie-Methoden – die Boysen-Methode, Hakomi, Somatic Experiencing oder die

Rosen-Therapie – sind nicht so schematisch auf festgeschriebene Charaktertypen ausgerichtet, sondern gehen offener mit den Gefühlen und Selbstzuschreibungen der Patientinnen und Patienten um. Man nimmt keine Wertung vor, wenn er oder sie eine Spannung in der Brust oder im Becken beschreibt, sondern lässt Raum, eigene Interpretationen darüber anzustellen.

Das ist in meinen Augen ein wichtiger Punkt. Denn eine Zeit lang war es große Mode, Krankheit als einen «Weg» oder als Metapher zu sehen. Indem man beispielsweise den Brustkrebs einem bestimmten Frauentypus zuschrieb – Frauen mit zu viel unterdrücktem und nicht gelebtem Leben –, etablierte man durch vermeintlich direkte psychosomatische Zusammenhänge einen gewissen Schulddiskurs: Wenn du dein Leben nicht lebst, kriegst du Krebs! Eine Infektion ist ein materialisierter Konflikt! Allergische Reaktionen sind Aggressionen! Das Herz steht für die Liebe, die Niere für die Partnerschaft und der Hals für die Angst! So sahen es Thorwald Dethlefsen und Rüdiger Dahlke in ihren Bestsellern. Die Essayistin Susan Sontag kritisierte diesen Ansatz in ihrem berühmten Essay «Krankheit als Metapher», indem sie beispielsweise mahnte: «Patienten, denen man erklärt, dass sie unwissenderweise ihre eigene Krankheit verursacht haben, lässt man auch fühlen, dass sie sie verdienen.» Doch offenbar sehnen wir Menschen uns nach solchen einfachen – aber einfach nicht schematisierbaren – Erklärungen, weil wir erhört werden wollen.

Viele Patienten erzählen mir, sie seien von ihren Eltern

oder Großeltern immer als Erstes gefragt worden: «Wo hast du dir die Erkältung geholt? Warum hast du nicht aufgepasst?» Das kranke Kind ist defekt. So lernt man, Symptome und Beschwerden nicht als kommunikatorische Signale zwischen Körper, Kopf und Umwelt zu lesen, sondern als persönlich verschuldetes Defizit.

Wilhelm Reich, der auch Soziologe war, hat das 1933 in seinen Schriften zum Autoritären Charakter beschrieben. Dieser wurde und wird in einer autoritären Erziehung herangezüchtet. Und dazu gehört die Frage nach Schuld, denn dahinter steht eine Machtfrage. Wer sie stellt und wer darüber urteilt, hat Macht. Wer autoritär aufwächst, sagte Reich, hat die Option, sich selbst autoritär nach außen zu verhalten – ob angepasst oder im Widerstand – oder das Autoritäre gewissermaßen gegen sich selbst zu richten, auf eine autoritär-narzisstische Weise: indem man Kontrollzwänge gegen seinen eigenen Körper ausübt. Man kann das auch als masochistisch bezeichnen. Das ist zwar eine fast hundert Jahre alte These, die man aus dem historischen Zusammenhang des Faschismus verstehen kann. Aber ich finde, sie passt auch auf viele Verhaltensweisen heute. Selbst wenn wir unsere Pädagogik oft nicht mehr als autoritär empfinden: Wir disziplinieren, kontrollieren und optimieren unsere Körper in einem autoritären Akt. Weil unser Weltbild nach wie vor ein hierarchisierendes ist, das die Beziehungen zwischen Kopf, Körper und Welt nicht egalitär denkt.

Entsprechend fragen viele, wenn sie zu mir in die Be-

handlung kommen: «Was mache ich denn falsch?» Diese Frage kommt für mein Dafürhalten oft aus einem egozentrischen Blick mit einem leicht protestantischen Touch: Der Patient bezieht alles auf sich. Letztendlich denkt er, in seiner Person laufe alles zusammen – und dafür sei er verantwortlich. Damit überhöhen Menschen ihr eigenes Zutun und zuweilen auch ihre Beschwerden. Damit kann man auch seine Umwelt beherrschen, seinen Partner, seine Familie, Ärzte. Dem zugrunde liegt manches Mal ein hierarchisierender Blick mit dem Ich als oberster Instanz. Ich bemühe mich, diese Patienten dafür zu sensibilisieren, dass jeder Mensch ein Produkt vieler Einflüsse ist. Und dass das Ego daran oft nur einen kleinen Anteil hat. Jemanden ganz aus der Verantwortung zu entlassen, ist nicht richtig. Aber ich finde es wichtig, die Schuldfrage aufzulösen. Es ist nämlich so, dass dauerhafter Schmerz klein und manchmal auch demütig macht, und dann fragt man sich: Was habe ich verbrochen? Wofür werde ich bestraft? Warum muss ich mich opfern?

Das Leben ist jedoch viel komplexer. Jeder Mensch ist anders und hat seine eigene Geschichte. Es kann auch einfach eine Fehlstellung der Zahnoberflächen sein, die die Kaumuskulatur im Kiefer zum Knirschen und Pressen bringt und dadurch eine Verspannung auslöst. Nicht hinter jedem schmerzenden Hüftgelenk verbirgt sich eine traumatisierte Niere. Und nicht hinter jeder Kreuzbeinblockade liegt eine Missbrauchserfahrung. Das wären gefährliche Vereinfachungen, und als Therapeut muss ich mit meinen Annahmen und Arbeitshypothesen

unbedingt ein offener, fühlender und fragender Mensch bleiben. Denn ich habe eine große Verantwortung.

Wenn ich merke, dass Patienten zu diesem Schulddiskurs neigen, versuche ich, den Horizont etwas zu öffnen, hin zu einer ganzheitlicheren Wahrnehmung, die erkennt, dass Kopf und Körper in die Umwelt eingebunden sind, indem ich zum Beispiel frage: «Welche Folgen hat die Hüftarthrose für dich in deinem Alltag, für die Familie, bei der Arbeit, mit der Partnerin?» Der Rahmen, durch den man sich und seine Beschwerden sieht, sollte weit gefasst werden, denn so kann man sich einbinden. Daher spreche ich mit Patienten auch immer über das Framing, also die Bedeutung, die sie ihren Beschwerden in einem größeren Rahmen geben. Das hilft, sich von der Fixierung auf Körper und/oder Kopf zu lösen und sich als freien Menschen wahrzunehmen, eingebunden in Liebe. Das macht gesund und zufrieden.

DIE ÖSTLICHE TRADITION

Fangen wir beim **Tao** an. Es geht zurück auf den chinesischen Philosophen Laotse, der 600 Jahre vor unserer westlichen Zeitrechnung gelebt haben soll. Über Laotses Leben weiß man nicht viel, aber sicher ist, dass auch er geprägt war von dem Weltbild, das auf das älteste Buch der Menschheitsgeschichte zurückgeht: das *I Ging*, das vor 5000 Jahren entstand. Das *I Ging* besteht im Kern aus 64 Hexagrammen, die sich aus insgesamt je sechs

durchgehenden und unterbrochenen Strichen zusammensetzen. Das ist auf den ersten Blick reine Geometrie aus Strichen. Aber die Figuren und Zeichen sind Orakel, denn sie haben Bedeutungen. Die durchgehenden Striche sind Yang, die unterbrochenen Yin. In der Kombination ergeben sie ein sechsstrichiges Zeichen (Hexagramm) und in 64 Variationen das *I Ging*. Mit diesen 64 Hexagrammen versuchte man, das Sein im Kosmos darzustellen, indem damit Begebenheiten umschrieben und ausdifferenziert wurden. So steht ein Hexagramm für Friede, andere stehen für Streit, Begeisterung, Fortschritt, Heiterkeit, Vollendung etc. Diese fundamentale Aufteilung von Eins in Zwei – durchgehende und unterbrochene Striche, eins und zwei, Tag und Nacht, hell und dunkel – repräsentiert in sechs mal acht Variationen: alles, was ist.

Im Grunde hatten die meisten alten Kulturen ähnliche Zeichensysteme, die sie auch Orakel nannten, weil sie sich anhand von ihnen die Welt und das Leben erklärten: das Tarot, die abendländischen Runen, das afrikanische Fa, das erwähnte chinesische *I Ging*. Die Vereinigung von Gegensatzpaaren ergibt immer das Ganze, die Harmonie des Kosmos, die Gesundheit.

Darum kreist auch im Taoismus die Entwicklung und Vervollkommnung des Menschen. Die Gesundheit basiert konkret auf diesen Bereichen: der Körperlichkeit (mit der Akupunktur), der Bewegung (im Qigong), der Berührung (im Tuina), der Ernährung, den Heilpflanzen und, lang bevor der Konfuzianismus seine strenge Moral

entwickelte, auf der Sexualität. Sie galt als fundamentale Verbindung des Gegensatzpaares Mann und Frau, durch die sich der Mann seiner weiblichen Anteile und die Frau ihrer männlichen Anteile versichert. Sie werden nicht in einem monistischen Sinn gegeneinandergestellt wie Gut und Böse, also im Kampf; sondern in der Weltanschauung des Tao geht es um die Übung der Vervollkommnung, der Ganzheit.

Analog dazu findet man südlich des Himalaya das **Prinzip des Shivaistischen**: Shiva steht für Aspekte des Männlichen und Shakti für Aspekte des Weiblichen, die sich als umfassende Kraft vereinigen. Das nennt man auch «Tantra». Tantra heißt im Sanskrit: Gewebe, Verbindung.

In Indien tauchte dann, auch um 600 vor Christus, ein großer Reformer auf, der mit den herkömmlichen brahmanistischen Auslegungen des hinduistischen Pantheons nicht mehr zufrieden war. Er fand darin keine Lösungen für seine unmittelbaren Lebensprobleme. Er war ein Prinz aus dem hohen Norden, und sein Name war Gautama Siddharta, später **Buddha** genannt, der Erwachte, der Erweckte.

Ihm ging es an sich ganz gut als Prinz. Aber er war eben auch ein fühlendes Wesen und litt unter der Vergänglichkeit, wie alle anderen auch. Er musste sehen, wie die Menschen in seiner Umgebung, die keine Prinzen waren, früh starben, wie Alter, Hunger, Verzweiflung vor niemandem haltmachen. Und auch bei ihm kamen diese existenziellen Probleme zum Tragen, und er fragte sich: Was soll das alles?

Nach einem langen Trainingsweg hatte er dann die Erkenntnis, dass das Leben leidvoll ist und dass es in sich den Stachel der Vergänglichkeit trägt, mit dem klarzukommen wir lernen müssen. Und er fand, im Gegensatz zu den Traditionen des Taoismus und des Hinduismus, sehr viel psychologischere Antworten.

Denn er wandte sich dem Leben zu, das letztlich immer in die Einsicht von Leid und Vergänglichkeit mündet, und entwickelte Techniken, anhand derer wir besser durchs Leben kommen können. Man nennt das «die vier edlen Wahrheiten»: die Wahrheit über das Leiden, die Wahrheit über die Ursache des Leidens, die Wahrheit über die Beendigung des Leidens und die Wahrheit über Auswege aus dem Desaster, die zur Beendigung des Leidens führen. Knapp und modern gesagt: Anerkennen, Analysieren, Lösen, Machen!

Die Auswege bezeichnete er zusammengenommen als den «Achtfachen Pfad». Dazu gehörte unter anderem die Einsicht, dass man sich genau anschaut, wie man drauf ist, und dem nicht ausweicht; dass man sich dem Leiden öffnet, anstatt es zu verdrängen. Das ist die rechte Einsicht. Außerdem gibt es das rechte Denken, das rechte Reden und das rechte Handeln, also die drei Aspekte des sozialen Miteinanders, die sehr praktisch im Alltag gelebt werden. Recht zu denken entsteht aus der Beobachtung, dass unser Leben unmittelbar bestimmt ist von dem, was und wie wir denken. Wenn wir etwa missgünstig und abwertend über unsere Umgebung denken, fällt das auf sie und auf uns zurück. Denn dieses Denken vergiftet nicht

nur die Beziehung zu uns und anderen Mitmenschen, Tieren oder der Umwelt, sondern auch das gesamte Lebensumfeld, atmosphärisch oder ausbeuterisch, und schadet damit letzten Endes auch uns selbst und unserem Inneren. Daher ist es wichtig, eine innere Hygiene zu entwickeln. Man kann es auch Achtsamkeit nennen, womit gemeint ist, dass wir aufmerksam und achtsam dafür sind, wie unser Denken funktioniert und was es konstruiert oder kreiert.

Außerdem sah Buddha «drei Gifte», mit denen der Mensch seine Umwelt zerstört: den Hass, die Gier und die Ignoranz. Der Hass, könnte man sagen, hat eine zentrifugale Energie: Er stößt alles von sich weg, wie es die Leber-Energie tut, die nicht in Kontakt treten möchte, die sich alles vom Leib hält und möglicherweise zerstören will. Die gegenteilige Kraft – die des Magens und der Milz, die etwas zentripetal anzieht – ist die Gier. Sie will sich alles einverleiben, nichts loslassen und alles überkontrollieren. Zwischen diesen beiden Kräften muss Harmonie herrschen, damit der Mensch gesund ist, das gilt im Taoismus, im Shivaismus, im Sinne Buddhas oder in der chinesischen Medizin. Im Exzess wirken Hass und Gier wie Gifte. Und ganz schlimm war für den ersten buddhistischen Psychologen die Ignoranz, die seelische Abgestumpftheit und Gleichgültigkeit, das Desinteresse gegenüber dem Leben, das nicht angenommen wird. Dazu gehört auch, wenn man durch Selbstbezogenheit taub und blind ist für die Wechselwirkungen zwischen dem Menschen und der Welt.

Doch es gibt Gegengifte, die heilen. Sie drücken sich zum einen im Reden aus. Denn die rechte Rede ist der direkte Niederschlag des rechten Denkens. Was aus unserem Mund kommt, kann heilen, und es kann verletzen. Es kann die Dinge positiv oder negativ beeinflussen. Im rechten Handeln spielt der Körper eine noch größere Rolle, er bekommt im Handeln Bewegung, Kraft und Richtung. Recht zu handeln heißt, seine Umgebung nicht zu zerstören, nicht auszubeuten, nicht zu verletzen, nicht zu töten.

Aus der rechten Handlung ist ein einzelnes Gebot abgeleitet, das des rechten Lebenserwerbs. Denn Buddha sah, dass wir Menschen einen großen Teil unseres Lebens damit verbringen müssen, uns zu ernähren. Dabei sollten wir eine Weise wählen, die heilsam in die Welt wirkt. Diese Idee des Heilsamen kann man sehr konkret körperlich und medizinisch verstehen: Das gute Leben ist in jeder Hinsicht ein gesundes Leben, und der Buddhismus ist die Praxis des guten Lebens. Zu Berufen, die mit Ausbeutung oder Töten zu tun haben, hat Buddha nicht geraten.

Dazu kommt der ganze Bereich der Kontemplation, Betrachtung oder Versenkung. Beispielsweise in der Meditation. Aus ihr kann das rechte Bewusstsein erwachsen. Man könnte sagen, dass Denken, Reden, Handeln immer wieder eine Amalgamierung im Reflexions- oder Meditationsprozess durchmachen. Wir reflektieren, was geschehen ist, und entwickeln ein Gefühl dafür, wo wir danebenlagen und wie es sich besser hätte gestalten lassen. Man bekommt die Ruhe und das Gefühl, dass die

eigene Betroffenheit in größere Zusammenhänge und Komplexe hineinwirken kann. Um das zu spüren, braucht man Momente des Anhaltens und Stillwerdens. Das ist die direkte körperliche Übung des Buddhismus. Es ist das, was gemeint ist, wenn man vom Buddhismus nicht als Religion, sondern als Lebenspraxis spricht. Ich nenne das im Gespräch mit meinen Patientinnen und Patienten auch spaßeshalber «Buddha-Building».

Auch das Hatha-Yoga galt nicht nur als körperliche Übung mit Asanas, sondern diente auch als Vorbereitung, um den Körper in einen Zustand zu versetzen, in dem er problemlos aufrecht sitzend in der Meditation verweilen kann, um sich dem Atem, dem Fluss der Gedanken und dem Dasein des Lebens zu übergeben, der pursten Form seines Ausdrucks, im stillen Dasein seiner Haltung. Und in diesem Prozess des sitzenden Nichthandelns erscheint das Netzwerk, das Gewebe von Handeln und Nichthandeln, und wirkt durch uns durch. Weil wir im Moment des Sitzens nicht handeln, wird das Sitzen als so segensreich angesehen. Denn in dieser Haltung produzierst du keine neuen Zusammenhänge. Sprich: Du machst keine neuen karmischen Programmierungen, denn «Karma» heißt im Sanskrit: Handeln, Wirken, Tat. Also eine gewisse Manifestation. Und alles Handeln setzt sich in Beziehung zu etwas anderem und bewirkt neue Verknüpfungen und Prozesse.

Durchs Sitzen neutralisieren wir Handlungen, indem wir sie im Denken und im inneren Monolog nachbehandeln. Wir schaffen Raum. Und das Ganze vor der beobach-

tenden Leinwand des Körpers, der Atmung, des beobachtenden Bewusstseins. Das ist eine Art innere Beichte. Ein psychoanalytischer und psychotherapeutischer Prozess mit einem selbst. Er geht allerdings über den rein gedanklichen Prozess hinaus, weil er nicht nur auf der Ebene der Gedankenkonstruktionen arbeitet, sondern auch auf der Ebene der Emotionen, der Sinne und der Körperlichkeit. Und das vor dem Hintergrund des Bewusstseins, das diese fünf Anhäufungen des Körperlichen erlebt, verbindet, reflektiert und beobachtet, wie es mit dem eigenen und mit allen anderen Leben zusammenhängt.

Dieser Prozess in der Meditation wird nicht gedacht, sondern erlebt. Im Sitzen. Es ist ein körperlicher Vorgang. Deswegen hat die Meditation im Achtfachen Pfad – bei dem wir denken, reden, handeln, arbeiten, unseren Lebensunterhalt verdienen, mit unserem Tun etwas beeinflussen – einen so hohen Stellenwert. Sie ist der besondere Prozess der Passivität, während dessen das Bewusstsein durch alles hindurchwirkt.

Zen wiederum ist ein Amalgam aus Buddhismus und Taoismus. Er entstand, als der indische Mönch Bodhidharma im sechsten Jahrhundert unserer Zeitrechnung nach Norden über den Himalaya nach China wanderte, sich dort mit dem Taoismus verband und ihm eine ganz spezielle Note verlieh.

Auch Bodhidharma war ein Reformer. Der indische Buddhismus hatte sich zu einem sehr komplexen System mit vielen Regeln, einem ausgeprägten Klerus und vielen verschiedenen moralischen Schulen entwickelt. Bodhi-

dharma wollte wie alle Reformatoren in allen Weltreligionen wieder dahin zurückkommen, worum es eigentlich geht. Für ihn war der Kern die Meditation, die innere Versenkung, im Sanskrit «Dhyana» genannt. Im Chinesischen wurde daraus Shan und im japanischen Zen. Zen heißt also eigentlich «Versenkung», und er betont die sehr körperliche Meditationspraxis. Deswegen nimmt der Zen mit dem Za-Zen, dem Sitzen, in diesem Buch über den Fluss im Leben so viel Raum ein.

Bodhidharma wies das Philosophieren im großen Stil zurück und verwies immer wieder auf die ursprüngliche, lebendige Erfahrung des Daseins. Er wollte das relevante, jetzt ablaufende Leben betonen, ohne dass sich wieder philosophische Gedankenkathedralen darüber auftürmen, die zumeist so viel mit Auslegung, Ausdifferenzierung, Macht und Kontrolle zu tun haben, dass sie den Blick auf das Wesentliche verhindern: die Erfahrung des Lebens. Daher kommt es, dass diesem Mann so kuriose bilderstürmerische Sätze zugeschrieben werden wie: «Wenn du den Buddha triffst, dann schlag ihn tot!» Damit wollte er sagen, dass uns Lehrer zwar den Weg weisen können, wir sie und ihre Weisheiten aber nicht verabsolutieren sollten. Denn irgendwann müssen wir unseren eigenen Weg gehen.

In seiner Reduktion auf das Wesentliche war der Zen-Buddhismus dem Taoismus sehr ähnlich. Er bekam dadurch etwas Asketisches. Obwohl Buddha Askese eigentlich ablehnte, seit er sich mal fast zu Tode gehungert hatte. So postulierte er den mittleren Weg: nicht zu wenig, nicht

zu viel, sondern das rechte Maß, das in der Vereinigung der Gegensätze für die Gesundheit bekömmlich ist.

Man sieht: Das Heil, die Gesundheit, das Sich-ganz-Fühlen wird in der östlichen Tradition in der Erfahrung, der Physiologie, der Physis gesucht – viel mehr als in der Metaphysik. Buddhismus und Taoismus haben beide eine eher naturliebende, weiche Haltung. Der Taoismus lehnt Druck und Zwang ab. Weil Druck Gegendruck erzeugt, und das führt zu nichts. Das kennen manche vielleicht auch aus den Kampfkünsten, die mit dem Angreifer-Qi gehen (Bodhidharma hatte mit anderen Mönchen in dem für seinen Kampfkunststil bekannten nordchinesischen Shaolin-Kloster gelebt): Es geht darum, mit dem Flow zu gehen – statt die Blockade zu brechen.

Entsprechend gibt es in der asiatischen Tradition auch ein anderes Menschenbild und ein anderes Verständnis von Energie als im Westen. Die asiatische Definition von Energie verzichtet auf das Symbolische und Strukturelle unseres Menschenbildes und widmet sich wie Wilhelm Reich viel mehr der Dynamik energetischer Prozesse. Das indische Prana und das chinesische Qi werden spezifiziert in Verbindung mit ihrer jeweiligen Wirksamkeit. So gibt es das Körper-Qi; das Wander-Qi, welches eher unsere Seele ausmacht; das Nahrungs-Qi, das wir uns durch die Ernährung zuführen; das Abwehr-Qi, das unserem Begriff der Immunität nahekommt und Krankheiten abwehrt. Sowohl in den chinesischen als auch in den indischen Traditionen ist das Prozesshafte stärker ausgeprägt. Auch wenn es mir scheint, als gebe es südlich des Himalaya, zum Bei-

spiel in der ayurvedischen Medizin, eine ähnliche Freude an Kategorisierungen wie bei uns im Westen – vielleicht aufgrund unserer indogermanischen Verbundenheit. Das ist eine oft statischere oder sogar eine binäre Weltsicht. Liest man beispielsweise das *Yogasutra* des Patanjali, findet man all diese Gliederungen, Setzungen, Typologien. Wohingegen es nördlich des Himalaya, im Chinesischen, eine Bildsprache gibt, die, wie dargelegt, in ihrer Dynamik viel mehr Spielraum offen lässt als die verschriftlichende Lautsprache. Man denke etwa an das Tao-Zeichen mit seiner Dynamik von Yin und Yang oder an Zeichen wie das eines Baums. Im Alphabet geschrieben folgen (im Deutschen) vier Buchstaben aufeinander: B-a-u-m. Aber wenn man ihn malt, kann man ihn auf ganz unterschiedliche Weise darstellen, vielleicht sogar in Bewegung. Das Schriftzeichen als Bild hat eine viel stärkere Resonanz mit unseren vorbewussten Ebenen, eine stärkere Anbindung ans Körperliche, beispielsweise zu dem Baum aus unserer kindlichen Sinnlichkeit. Dahingegen hat die Lautschrift etwas eher Logisch-Mathematisches, sie ist abstrakt.

All das verweist auf Grundtendenzen in unseren verschiedenen Traditionen der Wahrnehmung, der Gefühle, der Körperlichkeit, des Bewusstseins und der Gedankenkonstruktionen. Natürlich gibt es darin auch immer das Gegenteil, wie etwa scharfe analytische Texte im Chinesischen oder eher vorbewusste im Indischen. Aber beide Kulturen, ob im Norden oder im Süden des Himalaya, sind im Körperlichen verwurzelt. Embodiment wird dort stärker gelebt.

Zu sagen: «Ich verstehe etwas vom Kopf her», käme einem traditionell geprägten Inder vermutlich verrückt vor. Er würde sagen: «Ich verstehe mit dem Herzen.» Es geht hier um den Erstmoment der Wahrnehmung. Um die Emotion, die sich aus dem Körper heraus bewegt. Und es geht um die Verankerung des Körperlichen im Alltag. Kulturen, die eine stärker ausgeprägte körperliche Tradition haben als wir im Westen, haben auch Körperübungen ausgearbeitet, die auf dem energetischen Konzept beruhen. Das ist für die Menschen im Alltag so wichtig, weil es für sie eine Säule der Gesundheit ist, ohne dass man es ihnen predigen müsste. Damit meine ich das Yoga, das Tai-Chi oder Qigong, also wörtlich übersetzt: die Arbeit mit Energie, wie man sie auch im frühen Taoismus kannte. Hier verbindet sich in der Körperlichkeit die gleiche Dynamik wie in der Philosophie. Im Ayurveda ist das sogar noch runder und ganzheitlicher, weil diese 4000 Jahre alte Tradition der Körperbeobachtung und der daraus extrahierten Philosophie und Spiritualität nicht wie in China durch reformistische Bewegungen wie etwa die unter Mao Tse-tung gebrochen wurde. Durch die Kulturrevolution wurde die hochkomplexe chinesische Medizin zur sehr vereinfachten «Traditionellen Chinesischen Medizin» (TCM). Diese TCM hantiert vorwiegend mit der Lehre der fünf Elemente und konnte von Wanderärzten in dem großen Land problemlos verbreitet werden. Dadurch wurde aber die Breite und Tiefe des jahrtausendealten medizinischen Wissens stark reduziert.

Was das westliche vom östlichen Menschenbild jeden-

falls grundlegend unterscheidet, ist, dass wir im Westen keine Tradition eines körperlichen Verständnisses oder einer körperlichen Anschauung haben, die die Basis für unser Menschenbild und unser Weltbild, also unseren philosophischen und spirituellen Überbau, wäre. Wir denken nicht vom Körper her. Und leiden darunter, dass uns das Gefühl dafür verloren gegangen ist.

ÜBUNG:
GANZ (DA) SEIN

Leg dich flach auf den Boden. Atme ein und atme aus und entspann deine Gesichtsmuskeln: Stirn, Augen, Wangen, Mund, Hals. Atme ein, atme aus und spüre deinen Körper, wo liegt er auf der Erde auf? Kopf, Schultern, Rücken, Becken, Oberschenkel, Unterschenkel, Füße. Fühle so den Körper vor dem Hintergrund der Atembewegung in seiner Ganzheit, ohne die zuvor gemachte Unterteilung nach einzelnen Körperteilen. Fühle deinen Körper vollständig und lebendig.
Weite nun dieses Fühlen aus über die Wahrnehmung des Hörens, Riechens und Schmeckens. Während du derart versuchst, deinen Geist zu richten, kommen dir Gedanken und Bilder in den Sinn. Anfangs stammen sie oft aus der unmittelbaren Vergangenheit, wie: «Mist, ich habe vergessen, Kaffee einzukaufen.» Oder weisen in die Zukunft, wie: «Ich muss ihr dieses Lied aus dem Radio schicken, das wird sie freuen.» Oder: «Da werde ich nachher mal nachfragen, was diese Bemerkung gestern sollte.»
Und zack, sind Emotionen im Spiel. Mehr oder weniger geben die Emotionen unseren Gedanken immer eine Färbung. Den Gedanken über die eine Bemerkung wird vermutlich ein Groll färben,

und es ist nicht ganz unwahrscheinlich, dass dies einem Muster entspricht, das du schon öfter hattest, wenn du dich ungerecht behandelt fühltest. Damit sind auch die Gedankenkonstruktionen da.

All diesen Phänomenen deiner Wahrnehmung ist gemein, dass die Atmung immer anwesend ist, genau wie dein Bewusstsein. Das kann mal unbewusster und schläfriger werden oder etwas hochgedrehter und aktiver – wie zum Beispiel wenn dich der Groll mit dem Gedanken an die Bemerkung besonders verwickelt. Aber eigentlich ist alles im Fluss.

Und dann gibt es Momente, in denen nur der Körper da ist und man vor dem Hintergrund des Straßengebrabbels nur den eigenen Atem hört. Das ist der faszinierende Moment, in dem man den Beweis hat, dass es ein Bewusstsein gibt, das jenseits des Denkens funktioniert und uns und alles spiegelt.

EMBODIMENT

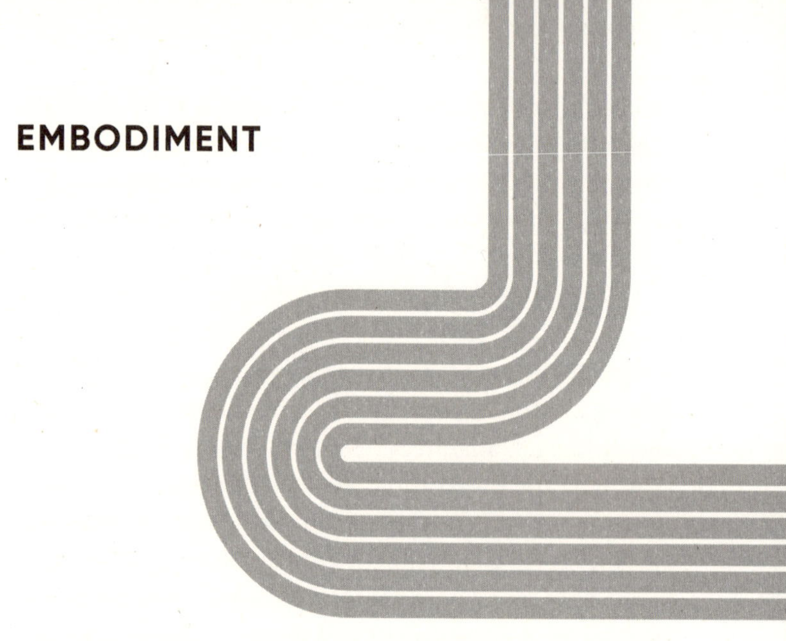

«ALLES FLIESST», hat der griechische Naturphilosoph Heraklit gesagt. Er lebte zur gleichen Zeit wie Buddha, und er meinte im Grunde fast das Gleiche wie dieser: dass sich alle Stoffe und Formen in einem fortwährenden Prozess ändern. «Wer in denselben Fluss steigt», soll Heraklit gesagt haben, «dem fließt anderes und wieder anderes Wasser zu.» Denn das Sein ist das Werden, also das Wachsen des Ganzen. Und natürlich auch sein Vergehen.

Wie wir gesehen haben, wird das Menschenbild der östlichen Tradition dieser Einsicht viel eher gerecht als das der westlichen Tradition. Denn dort wird eher in Prozessen als in Strukturen gedacht, und das Körperempfinden spielt beim Wahrnehmen, beim Denken, kurz: im Verhält-

nis des Menschen zur Welt eine zentrale Rolle. An diese Haltung gegenüber dem Leben, die aus dem Taoismus kam und ihren Weg gegangen ist, wollen wir mit dem Begriff des «Embodiment» auf unsere moderne, zeitgemäße Art anknüpfen.

Embodiment heißt: Wir denken vom Körper her, und wir setzen den Kopf nicht bloß ein, um den Körper zu kontrollieren, sondern in ihm zu fühlen. Denn wir haben keinen Körper, nur um ihn zu benutzen, sondern wir sind dieser Körper, um mit der Welt zu kommunizieren.

Es geht um die Verbindung von Dualitäten, und dazu gehören eben auch Körper und Geist. Wie im Taoismus wollen wir im Embodiment eine Synthese schaffen zwischen Kopf und Körper, zwischen top-down und bottom-up. Das Embodiment ist lebensnah, es geht um die Verankerung des Körperlichen im Alltag. Im Embodiment ist der Körper zu sich selbst erwacht, und ganz zentral ist dabei das Fühlen, die fühlende Bewegung.

Wir hatten weiter oben die fühlende Bewegung von Action-Bewegungen unterschieden, die auf Leistung oder auf ein Ziel hin ausgerichtet sind. Ein Bereich, in dem dieser Unterschied zum Tragen kommt, ist die Sexualität. Im Taoismus war Sexualität ein Grundpfeiler der chinesischen Medizin. Das «männliche» Yang und das «weibliche» Yin sollten sich in der Harmonie des großen Tao gebend und nehmend vereinigen. Nicht etwa, um wie im strengen Christentum Nachwuchs zu produzieren, sondern um zur Gesundheit und Zufriedenheit aller beizutragen. So will es auch im Indischen das Tantra, und

wenn man die Schriften liest, versteht man, dass es dabei nicht in erster Linie um Orgasmus oder Befruchtung geht, sondern um Zeit. Natürlich geht es auch – mehr noch im Tantra als im Taoismus – um Ekstase. Aber die ist näher am Flow als am Kick des Orgasmus; sie liegt im gemeinsamen Tun, mit einer gewissen Erfahrung, einer gewissen Herausforderung, einer gewissen Aktivität und Anspannung und einer gewissen Hingabe und Präsenz. Dafür haben wir im Westen lange Zeit kein Äquivalent. In der Kunst der Erotik scheint es uns sehr um die Ästhetik zu gehen, ja, auch um Gefühl und Gedanken – aber um Gesundheit?

Am ehesten entspricht dem Taoistisch-Tantrischen das Konzept des Slow Sex. Darin wird ebenfalls die Zeit zelebriert, die Langsamkeit, die horchende Berührung. Zugleich sind darin, sieht man es wirklich taoistisch, auch Kraft, Leidenschaft, Tempo, Höhenflüge enthalten. Insofern sind Sex und Slow Sex so unterschiedlich wie Sport und Bewegungskünste: Beim Sport geht es vorwiegend um Techniken des Tuns, bei den Bewegungskünsten eher um das Fühlen des Tuns. Slow Sex sucht nicht die Ausführung vieler verrückter Stellungen und hochfrequenter Bewegungen mit einem Feuerwerk der Superlative, schneller, höher, weiter, das den Himmel ausleuchtet und alle Beteiligten mit verdrehten Augen am Rand des Wahnsinns auf dem Bett liegen lässt. Sondern es geht um den Versuch, oder sogar die Versuchung, einander mit aller Zeit der Welt horchend und fühlend zu berühren, Widerstände zuzulassen, Gedankenkonstruktionen kom-

men und gehen zu lassen, sich tiefer einzulassen auf das, was das Ich, das Du und beide zusammen fühlen können, im Hier und Jetzt.

FLOW UND EMBODIMENT

Was aber unterscheidet nun Embodiment vom Flow, jenem schwebenden Zustand zwischen Aufmerksamkeit und Selbstvergessenheit, Unter- und Überforderung, zwischen Loslassen und Kontrolle, der dem Surfen gleicht, wenn gerade alles gut läuft und man das wundervolle Gefühl hat: Jetzt surfe ich die Welle; jetzt bin ich glücklich; jetzt hab ich's voll drauf? Denn auch beim Flow haben wir ja das Körperliche sowie das Verschmelzen von körperlicher Wahrnehmung und Geist betont.

Der Flow vermittelt einen angenehm intensiven Zustand, er ist eine Phase der Seligkeit. Deshalb ist der Flow letztlich nicht unser Ziel. Wir wollen nicht behaupten, man müsste, könnte oder sollte dauernd gefloated durchs Leben schweben. Das wäre gegenüber dem unvermeidbaren Auf und Ab des Lebens ähnlich ignorant, als würde man ununterbrochen dem Glücksmoment hinterherjagen. Zudem ist der Flow ein abgegrenzter Zustand, während das Embodiment im Idealfall immer da ist, in der Blockade wie im Flow. Beim Embodiment geht es um eine fühlende Beziehung zu uns selbst und zur Welt, die ihren Ursprung im Körperlichen hat und durch die wir die Mitte in unserem Körper wieder spüren. Um diesen Aspekt zu

verdeutlichen, wollen wir auf das Phänomen der Hingabe eingehen und auf das Gefühl der «Allverbundenheit».

HINGABE

Bereits Wilhelm Reich beschäftigte sich mit Hingabe. Wenn er vom Gipfel der Gesundheit als dem «orgiastischen Potenzial» sprach, meinte er nicht, dass man dauernd zum Höhepunkt kommen solle, sondern er sprach über die Fähigkeit des Menschen, sich so hinzugeben, dass er Berührung lustvoll erleben kann; sich sinnlich, körperlich und empfindsam dem Flow des Lebens hinzugeben, ohne Scham, Angst, unnötiges Wollen oder überflüssige Gedankenkonzepte. Allerdings scheint uns Hingabe heutzutage recht schwerzufallen.

Was Hingabe ist, kann man erleben, wenn man zum ersten Mal taucht. Es gibt vermutlich keinen Menschen, der vor dem ersten Tauchgang keine Angst hat. Man sitzt auf der Bootskante, die Wasserstoffflasche auf dem Rücken, und soll sich rückwärts ins Meer fallen lassen. Davon kannte man bislang eher die Oberfläche, und man weiß nicht, was einem in der Tiefe begegnen, wie man sich bewegen und ob man ausreichend atmen können wird. Du lässt dich also ins Ungewisse fallen, du gibst dich hin.

Anfangs hältst du den Atem an, bist gespannt wie ein Brett, versuchst, tiefer zu kommen, und nach einiger Zeit wird dir bewusst, dass es einfacher ist, wenn du dich locker machst. Du hörst deinen Atem und merkst: Er kann

langsamer, tiefer gehen. Du realisierst, wie steif deine Arme und Beine von der Anspannung sind und dass du sie schweben lassen kannst. Und dass auch du schweben kannst, durch eine Welt, die deine Blicke erwidert – Fische halten dich womöglich für ihresgleichen –, und es scheint dort ein großer Frieden zu herrschen. Man spürt ihn durchs Wasser. Und wenn man sich seinen Bewegungen hingibt, ist es fast so, als würde man zu einem Teil des Wassers. Es ist ein Moment der Körperlichkeit, der auch im Kopf etwas freisetzt: Wasser berührt. Auch deshalb hat der Kampfkünstler Bruce Lee den berühmten Satz gesagt: «Empty your mind, be formless, shapeless – like water. You put water in a cup, it becomes the cup; you put water into a bottle, it becomes the bottle; you put it in a teapot, it becomes the teapot. Water can flow or it can crash. Be water, my friend!» So hat Hingabe immer auch etwas damit zu tun, dass man die Grenzen seines Selbst überschreitet und sich für etwas anderes öffnet.

ALLVERBUNDENHEIT

«Allverbundenheit» können wir auf sehr unterschiedliche Weise erleben. Beginnen wir mit der chemisch induzierten Variante, der Einnahme von Drogen. Eigentlich sind alle Medikamente Drogen. Denn als Drogen galten im Wortsinn haltbar gemachte Bestandteile von Pflanzen, Pilzen, Tieren oder Mikroorganismen, die zur Herstellung von Arzneimitteln verwendet werden. Das Wort

stammt aus dem Holländischen «drooge» für trocken, denn man trocknete die Stoffe, Kräuter oder Tee, um sie in Fässern zu transportieren oder zu lagern. «Dröge» sagen wir Ostwestfalen, wenn wo die Soße fehlt. Im englischsprachigen Raum ist der «drug store» nach wie vor die Apotheke, nur im Deutschen wird die Droge mit dem Rauschmittel gleichgesetzt. Und was das ist, unterliegt gesellschaftlichen Definitionen und fällt dann unters Betäubungsmittelgesetz.

Wie bei Arzneimitteln kommt es bei Rauschmitteln immer auf die Dosis an. In Maßen können sie Hemmungen und Blockaden lösen, wohingegen der Überkonsum mancher Drogen abhängig machen und zum Tod führen kann. Es gibt aber auch Drogen, die als Therapeutikum genutzt werden, und die Forschung daran hat in den letzten Jahren wieder zugenommen. Denn medizinisch kontrolliert eingesetzt, können sie Kopf und Körper guttun. Bereits in den 1960er-Jahren gab es eine rege Forschung an psychoaktiven Substanzen. Chemiker wie Albert Hofmann hatten LSD beziehungsweise die bewusstseinsverändernde Wirkung des Psilocybin entdeckt, und man experimentierte damit. Die Lieblingsdrogen der Hippies waren anfangs Cannabis, LSD und Magic Mushrooms. Später gerieten viele durch Speed, Kokain und Heroin außer Kontrolle und unter die Räder. In den USA rief Präsident Richard Nixon den mittlerweile auf ganzer Linie gescheiterten «War on Drugs» aus, und die Vereinten Nationen einigten sich 1971 auf ein Verbot fast aller damals bekannten psychoaktiven Substanzen. So kam leider auch

die Forschung über lange Zeit weitgehend zum Erliegen. Erst jetzt eruiert man die positiven Wirkungen, die Cannabis, Psilocybin oder Ketamin bei Schmerzpatienten, Todkranken oder Menschen mit schweren Depressionen haben können. Die Ergebnisse sind überwältigend, auch für die Wissenschaftler und Therapeutinnen, die die Wirkstoffe nun ihren Patienten verabreichen und die positiven Folgen beobachten können.

Cannabis wird schon länger medizinisch eingesetzt. Es hat zwei Bestandteile, das Tetrahydrocannabinol (THC) und das Cannabidiol (CBD), das mittlerweile isoliert im freien Verkauf angeboten wird. THC wirkt psychoaktiv, emotionalisiert und macht alles etwas farbiger, aber seine bildreichen Assoziationen und der dauerhafte Konsum können vor allem junge Menschen im Alltag verunsichern. Drogen erfordern einen disziplinierten, kultivierten Umgang. Und Respekt. Dann kann man sie sich untertan machen, bevor sie einen abhängig machen. Mein Eindruck ist, dass Personen, die strukturiert sind, besser damit umgehen können als luftigere Charaktere, die durch das THC mitunter eher aus der Kurve getragen werden. Es kann destabilisieren und zu Psychosen führen. Wo Cannabis legal ist, wird es zumeist von Händlern angeboten, die ihren Stoff kennen wie Weinhändler ihre Tröpfchen und die Kunden beraten können, welcher zu ihnen passt. CBD wirkt beruhigend und wird als schmerzlinderndes Medikament eingesetzt, es hat auch krampflösende Wirkungen bei Asthma oder Epilepsie und regt bei Aids- oder Krebspatientinnen den

Appetit an. Es ist eine Droge mit vielen medizinischen Effekten.

Der Name Psilocybin leitet sich von einer Pilzgattung ab, den sogenannten «Kahlköpfen», im Bayerischen nennt man sie auch «Narrische Schwammerl». In den USA wurden sie bekannt durch die Reise dreier Nordamerikaner in den Süden Mexikos im Jahr 1955. Unter Anleitung der mazatekischen Heilpriesterin Maria Sabina, einer Schamanin also, machten sie eine Pilzzeremonie, im Spanischen «velada», Nachtwache, genannt. Kurz darauf schlug die Ärztin Valentina Pavlovna Wasson, die Teil der Expedition gewesen war, in einem Artikel vor, diese Pilze als Psychotherapeutikum zu verwenden. Daraufhin isolierte der Chemiker Albert Hofmann, der 1943 im Mutterkorn das Halluzinogen LSD entdeckt hatte, Psilocybin und Psilocin aus den Pilzarten Psilocybe mexicana und Psilocybe cubensis. Schließlich überbrachte das Ehepaar Wasson synthetisches Psilocybin der Schamanin Sabina – und die bestätigte den Forschern, dass es die gleiche Wirkung wie ihre Magic Mushrooms hatte.

Mittlerweile berichten Forscher und Patienten nach der kontrollierten Einnahme von minimalen halluzinogenen Erlebnissen, denen man Begriffe gibt wie: Allverbundenheit, ozeanisches Gefühl oder Einssein mit dem Dasein und dem Universum. Dabei geht es um das Gefühl, sich in der Welt aufgehoben zu fühlen, und um das aus diesem Erlebnis hervorgehende Vertrauen, dass es gut ist, wie es ist. Man könnte sagen: Es ist die Erkenntnis, die sich gewinnen lässt, dass das Leben Sinn macht.

Selbst wenn es endet. Weil man sich in diesen Momenten unendlich verbunden und in der Welt aufgehoben fühlt.

Auch Sigmund Freud kannte dieses Gefühl. Anders als der Schriftsteller Romain Roland, mit dem er darüber in einem Briefwechsel diskutierte, betrachtete er es nicht als mystische Erfahrung, die auf eine religiöse Allverbundenheit zurückgeht, sondern sah darin den narzisstischen Zustand der frühen Kindheit, in dem das Ich sich noch nicht als von der Welt getrennt empfindet und wahrnimmt. Wahrscheinlich muss man es erlebt haben, um zu verstehen, wovon die Rede ist. Ich habe einige Male diese Erfahrung gemacht, dass ich alles als miteinander zusammenhängend empfand, verbunden mit dem Gedanken, dass gerade einfach alles stimmt.

Eine Situation war in meiner Jugend, als ich mit ein paar Freunden LSD genommen hatte. Es war eine Erfahrung mit Zuständen von Panik, Ausgelassenheit und Angekommensein, intensiv – und auch ziemlich verstörend. Das Gefühl schätze ich, aber die Halluzinationen nicht. Mein Zimmer verwandelte sich in ein Meer aus Joghurt, als es klingelte und ich über Wellen aus Joghurt zur Haustür surfte, um der Nachbarin zu öffnen. Sie hatte ein hexenartig verzerrtes Gesicht und beklagte sich über die laute Musik. Das schlechteste Setting, um seiner Nachbarin zu begegnen. Also legte ich mich aufs Bett, erst panisch, dann bereit zu sterben. Und dann flogen von allen Seiten Planeten durch die Wände. Ich hatte wirklich ein galaktisches Szenario vor mir. Ich suchte nach Begrifflichkeiten, um das zu fassen. Aber das Räumliche löste sich

immer wieder auf. Ich konnte auf nichts mehr bauen. Der letzte Begriff war «Zeit», und ich hatte die Uhren von Dalí vor Augen, die wie Pfannkuchen auf Ästen hängen und langsam zerfließen, und da wurde mir klar, dass nicht mal mehr die Zeit eine greifbare Einheit war. Ich schubste meine Kumpel vom Bett und sagte, lasst mich jetzt hier sterben. Doch das Erstaunliche war: Ich war ganz ruhig und hatte ein tiefes, friedvolles Empfinden, das mich vollkommen ausfüllte. Dass ich endlich angekommen war! Dann kam ich allmählich wieder zu mir. Unter uns war eine große Heiterkeit, eine tiefe Verbundenheit mit den Menschen um einen herum. Wir verstanden uns wortlos. Man glaubte die Gedanken des anderen zu verstehen. Ich und Du und Außenwelt waren eins. Die Halluzinationen nahmen ab, aber was blieb, war das starke Gefühl von Verbundenheit, und das drängte uns hinaus in die Natur. Wir liefen in ein Wäldchen auf einen Spielplatz und alles wirkte wie bei Alice im Wunderland. Die Pflanzen und Bäume hatten etwas zauberisch Wesenhaftes. Man wandelt da durch und fühlt sich eins, und dann tollten wir herum wie Kinder, auf den Schaukeln und Wippen und lachten und freuten uns mit herumalberndem Gekicher des Daseins. Es war Spiel und Heiterkeit und ein überfließendes Liebesgefühl tief aus dem Herzen heraus.

Solche Erlebnisse der Allverbundenheit kann man auch ohne Drogen haben. Ich hatte eines auf dem Flughafen von Brüssel. Ich war 18, wollte nach La Gomera und musste dort eine Nacht lang auf den Anschlussflug warten. Ich setzte mich an einen Tresen und las in einem

Buch über Zen. Nebenher trank ich ein Bier. Wenn ich ein Kapitel durchhatte, ging ich in die Flughafenkapelle und meditierte. Dann wieder an den Tresen, lesen, Schlückchen Bier. So machte ich das bis zum frühen Morgen, und am Ende des Buches von Shunryu Suzuki kam ein Haiku, also ein Mini-Gedicht, das das Buch lyrisch zusammenfasste. Es endete mit dem Satz: «In Japan essen wir im Frühling Gurken.» Da hat es mich getroffen.

Ich stand auf einer Ebene, von der aus man auf die Ankunfts- und Abflughalle hinunterschauen konnte. Es war ein buntes Kommen und Gehen. Leute kamen von ihren Flügen und fielen ihren Geliebten um den Hals, andere verabschiedeten sich unter Tränen, und es war, als liege ein riesiger Pool voller Emotionen und voller Menschen vor mir, die, so sah ich es, sehr wahrhaftig in Bindungen gingen oder sich voneinander trennten. Das löste in mir ein tiefes Liebesgefühl aus. Für das Dasein, die Menschen, alles! Ich fühlte mich eins mit der menschlichen Seele, die sich, das möchte ich fast sagen, anfühlte wie eine Weltseele. Das war nicht rein menschlich, es schien das Prinzip des Daseins zu sein.

Analytischer kann ich sagen, dass es sich anfühlte wie die zentrifugalen und zentripetalen Kräfte. Kommen und Gehen. Bindung, Liebe und Freiheit in einem. Aber begriffen habe ich das alles nicht, sondern es körperlich gefühlt, aus dem Herzen heraus, aus dem Bauch. Es war ein umfassendes Gefühl, tief und alles umspannend, unabhängig von einem Kern, von mir oder von dem Ort, an dem ich stand. Das war ein ozeanisches Empfinden mit

wenig Drogen. König Alkohol spielte eine kleine Rolle. Ich war beschwingt, aber nicht betrunken. Sondern in diesem kuriosen Dazwischen. Und da reißt dann manchmal etwas auf.

Es kann durch einen Satz ausgelöst werden, ein Bild oder eine Szene. So habe ich einmal, nach einem Meditations-Marathon, abends mit meiner damaligen Partnerin Fernsehen geguckt, ich glaube, es war eine Verfilmung von «Les Misérables», und da hat mich eine Szene getroffen, an die ich mich nicht mehr erinnere. Aber an das Gefühl. Es gibt plötzlich einen Riss in deinem Alltagskostüm, und etwas Nacktes kommt zum Vorschein, etwas Ursprüngliches, Wesentliches. Eine umfassendere Form von Liebe, eine, die Freiheit und Bindung in eine totale Melange bringt.

Man muss sagen, dass es menschliche Existenz ohne Bindung nicht geben kann. Die Liebe scheint also grundlegender zu sein als die Freiheit. Die bloße Tatsache, dass Dinge miteinander in Verbindung treten – das ist Liebe. Wie Gravitation, Anziehungskraft. Daraus ist das Universum gemacht. Es bringt, könnte man sagen, Dinge in Beziehung, und alles, was in Beziehung geht, kann in Erscheinung treten. Nur durch das Du wird das Ich erkannt. Ohne in Beziehung zu treten – man kann es auch Resonanz nennen –, kann etwas nicht erscheinen. Und dann gibt es das nicht. Also ist Dasein Liebe.

So einfach ist es, und berührend. Denn es ist das, was heilt. In einem zweiten Schritt braucht die Liebe aber Freiheit, um atmen zu können, denn Liebe ohne Freiheit

ist tödlich. Zu viel Bindung und Strukturbildung führt zu Filz und Starre. Erst die Räume dazwischen bilden die Essenz informativen Austauschs und Wachstums. Hier sind die kreativen Zwischenräume, die den Bindungsstrukturen die Idee geben, wohin man sich entwickeln könnte. Sie sind die expansiven Kräfte, die zentrifugal nach außen und nach vorne gehen.

Das ist es, was für mich im Kern das **ozeanische Gefühl** ausmacht. Es kann durch alles Mögliche ausgelöst werden. Es kann passieren, dass man davon im Park nach dem Joggen überrollt wird und die Weide umarmt, unter der man sonst immer nur seine Dehnübungen macht, weil man plötzlich geflutet wird von diesem Gefühl: Alles ist verbunden, wir sind alle eins. Das Gefühl ist also nicht dem Bereich der Mystik, Spiritualität oder Religion vorbehalten, sondern es gehört ins Leben und kann einen mittendrin begeistern. Das ist Embodiment. Es kann durch ein «Nature High» kommen, durch harte Drogen, wie wir gesehen haben, oder auch nur ganz leicht, etwa durch ein Glas Wein am Feierabend. Unser Körper entspannt sich, und unsere Gedanken verändern sich. Wie bei einer Reise, denn Reisen verrücken den Körper im Raum und die Perspektiven und Horizonte im Kopf.

Das Erstaunliche ist, dass solche einmaligen Momente, seien sie nun physisch oder psychisch, unser Leben dauerhaft verschieben können. Man kann und man muss sie nicht wiederholen. Das berichten die Probandinnen aus dem Psilocybin-Labor des Neuropsychopharmakologen Roland Griffiths und die depressiven Patienten aus Ke-

tamin-Versuchen in einem Berliner Forschungszentrum; das wissen die Heilerinnen alter Kulturen, und man kann es selbst erleben durch Augenblicke, die man erinnert, als kämen sie einer Erleuchtung gleich. Das Christentum bezeichnet sie als Momente der Gnade, wenn der Mensch in Beziehung und Verbindung tritt mit der Welt. Erzwingen kann man sie nicht und auch nicht kontrollieren. Denn alles ist im Fluss, und wer sich angestrengt konzentriert oder fixiert, ist in der Regel nicht gelassen genug, um es kommen zu lassen. Es kann auch Angst machen. Man braucht Hingabe. Es ist Loslassen und Annehmen zugleich.

Und eigentlich braucht man dafür eine Reife, individuell wie kulturell. Das kann man von alten Kulturen lernen. Ich war mit 18 in Nepal und hatte den ersten Anstieg von dem Dorf Pokhara zum Anapurna-Track gemacht. Wir kamen in ein Dorf und waren sehr erschlagen. Mit 18 ist man, wenn man nicht gut trainiert ist, gar nicht immer auf dem Höhepunkt seiner Leistungskraft. Wir suchten eine Unterkunft und lernten einen 14-jährigen Jungen kennen, der uns zu sich nach Hause einlud. Die Familie hieß uns willkommen, es gab Dhal mit Reis zu essen, und zum Nachtisch bot uns der Junge ein Produkt aus Cannabis an, «Pollen Powder» hieß das. Wir drehten einen Joint, und als er die Runde machte, lehnte der Junge ab und sagte: «Das ist nichts für junge Leute, das ist nur was für Alte!» Das hat uns überrascht, denn für uns war das die Jugend-Droge schlechthin. Aber er sagte: «Das bringt den Geist durcheinander! Junge Leute trinken Bier, alte Leute

rauchen Ganja!» Das bestätigte sich am nächsten Tag, als wir nach der Wanderung zu einem Bauerngehöft kamen und auch dort wieder nepalesische Gastfreundschaft erlebten. Wir durften auf der Terrasse schlafen, zwischen Reisfeldern und Volleyball spielenden Kindern, und als diese im Bett waren, hockte sich der Hausherr zu uns und stopfte eine Tonröhre mit Ganja, sein Feierabend-Pfeifchen genannt «Chillum», bei dem man sich locker macht, in Plauderstimmung kommt und den Geist freisetzt.

Ich finde, es stünde uns gut an, statt so viel Bier zu trinken, öfter mal gepflegt einen Joint zu rauchen. Die Legalisierung von Cannabis ist überfällig. Tausende werden täglich mit ihrem Feierabend-Joint kriminalisiert. Man wird sich wundern, wer sich auf einmal als Kiffer outet. Das weiß ich aus Patientengesprächen, es geht durch alle Altersgruppen und soziale Schichten: die Malerin, der Redakteur, der Pharmavertreter, der Trucker, der Politiker, die Polizistin und sogar Therapeuten. Ohne Drogen zu leben, ist natürlich das Beste. Es hält Geist und Körper klar. Doch dauerhafte Askese und Prohibition tun auch nicht gut. Zwanghaftigkeiten machen unfrei.

Allerdings können einen die Erfahrungen, die man eventuell unter Drogeneinnahme macht, erschüttern. Und tief verstören. Für mich war die Erkenntnis als junger Mensch nicht nur schön, sondern ich trage seither immer den Gedanken mit im Hinterkopf: Es könnte auch alles ganz anders sein. Dass die Welt, das Leben nicht ist, wie es scheint, kann man so und so nutzen. Der Gedanke kann dich befreien, aber auch beängstigen, und nicht

immer ist er verbunden mit der Gnade der Allverbundenheit. Das jugendliche Bewusstsein, seine Wahrnehmung und sein Gehirn, befinden sich in einem großen Umbauprozess. Es muss sich Strukturen bauen, die Welt erarbeiten und auf festen Boden kommen, denn in ihm vollzieht sich eine neurologische Explosion. In dieses Feuer muss nicht noch Benzin geschüttet werden. Für mich haben Erlebnisse wie die geschilderten das Leben auf den Kopf gestellt, und ich habe sie tief in meinem Herzen bewahrt. Aber es liegt an der Person, wie sie damit umgeht. Ob sie über die Resilienz verfügt, sie positiv zu nutzen. Oder ob die Erlebnisse zerstörerisch wirken, weil man meint, solche Erfahrungen wiederholen zu müssen, und sich dann so auf sie fixiert, dass man im Kopf und im Körper abhängig wird, weil einen das systemimmanente Höher-Schneller-Weiter treibt. Das ist Missbrauch.

Dabei entsteht aus dem Gefühl der Verbundenheit eigentlich eines der Verantwortung: für die Menschen um einen herum, für die Welt. Denn wenn man eine Verbundenheit annimmt, folgt daraus, dass alles, was ich tue, alles um mich herum beeinflusst. Aus dieser Erfahrung erwächst eine ethische Konsequenz, die ebenfalls verbindet: Es geht dabei ums Ganze und ist daher eine universelle Ethik für unser Zusammenleben als Menschen, mit der Natur, mit Tieren und mit anderen Kulturen.

Aus der entgegengesetzten Annahme – dass man als Individuum vom Rest getrennt ist und daher tun und lassen kann, was einem beliebt – entstehen die Krisen und Katastrophen, mit denen wir weltweit gerade konfrontiert

sind. Sie sind durch Ignoranz entstanden, Ignoranz gegenüber – ja, man darf das so pathetisch sagen – der Liebe zu sich selbst und zu den anderen. Diese Blindheit führt zu Ausbeutung, weil ich mich von der Welt unterscheide und mich über sie erhebe. Durch Geld und Macht versuchen wir, das Loch zu stopfen, das fehlende Liebe gerissen hat, und hoffen unbewusst, dass diese Vertreter des Über-Ich uns dafür liebhaben und anerkennen werden. Aber sie spucken uns aus, wenn wir ausgesaugt sind, und lassen nur verbrannte Erde zurück. In uns, in den Beziehungen untereinander und in unserer Beziehung zur Natur. Das ist die eigentliche Krankheit, unter der die Welt leidet.

Embodiment ist also ein vielschichtiger Begriff. Wenn wir das, wofür er steht, aufgreifen und in unserem Alltag umsetzen, können wir mehr als nur uns selbst heilen. Beim Embodiment geht es nicht nur darum, dass wir dem Körper in seinem Erleben wieder mehr zutrauen sollten. Sondern der Kopf kann seinerseits den Körper heilen – durch Aufklärung, Verstehen, Einsicht.

Diese Verbindung, dieses «Gewebe» (in der Übersetzung von «Tantra») zwischen Körper und Geist wiederherzustellen, ist momentan besonders nötig. Denn wir befinden uns in einer Phase der Menschheitsgeschichte, in der wir uns wieder mehr mit der Natur verbinden müssen, weil wir sonst das Leben auf diesem Planeten zerstören.

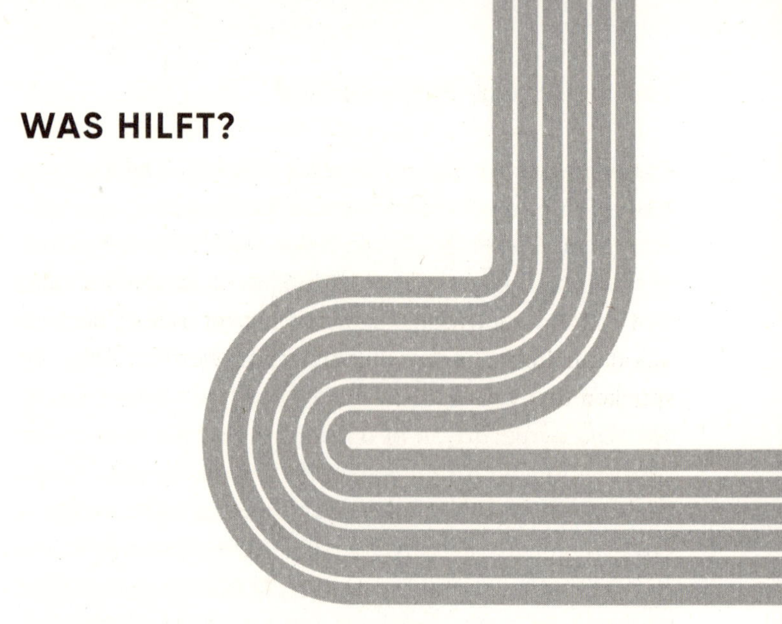

WAS HILFT?

IN DER Forschung der letzten Jahre wird immer deutlicher, wie veränderbar der Mensch sein gesamtes Leben lang bleibt. Wichtig ist die Einsicht, dass Körperlichkeit, Wahrnehmung, Gefühle, Denken und Bewusstsein keine festgefügten Strukturen sind, sondern Prozesse. Wir sind, solange wir leben, permanent in Bewegung. Und dann – das ist der Trick der Körpertherapie, des Embodiment und der taoistischen und vedischen Weltbilder – kann man sogar umfühlen.

KOGNITIVE THERAPIEANSÄTZE

In diesem Abschnitt geht es um Therapieansätze, von denen man verallgemeinernd sagen könnte, dass der Kopf den Körper heilt. Beginnen wir mit den Psychotherapien, die versuchen, Menschen in Stress oder Not durch kognitive Interventionen zu helfen, und erinnern uns in diesem sehr kurzen Abriss einer langen Geschichte etwa an die **Psychoanalyse** und ihre Rede-Kur. Die körperlichen Beschwerden und Blockaden von Anna O. und der ihr folgenden Patientinnen und Patienten wurden zu kurieren versucht, indem man mit ihnen alte Ereignisse verbalisierte. Das ist in der klassischen Psychoanalyse zumeist ein langer Prozess, der sich über mehrere Jahre hinzieht und mitunter zwei bis drei Sitzungen pro Woche beansprucht. Es wird versucht, die Erlebnisse des Patienten ans Licht zu holen und nachzuspüren, wo es sinnvoll ist, tiefer zu gehen. Wo liegen Leichen im Keller, die geborgen werden müssen, weil sie womöglich dafür zuständig sind, dass das ganze Gebäude der Patientin auf einem wackligen Fundament steht, sodass bis oben im Dachstübchen etwas verrückt ist?

Neben der Psychoanalyse zahlen die Krankenkassen auch **kognitive Verhaltenstherapien**. Sie kümmern sich weniger um die lebensgeschichtlichen Ursachen von Problemen, sondern versuchen, problematisch gewordenes Verhalten oder Einstellungen zu ändern. Dabei versuchen sie, negative Gedankenmuster zu erkennen und

bewusst zu machen und das dazugehörige Verhalten zu beeinflussen.

Ein wenig mehr mit dem Körperlichen befassen sich **kreative Therapieansätze** wie etwa die Kunst-, Musik- oder Schreibtherapie. Die Therapie des expressiven Schreibens hat in den 1980er-Jahren der Psychologe James Pennebaker entwickelt. Das Setting ist simpel: Die Studenten und später die Patienten sollen an drei Tagen nacheinander jeweils 15 Minuten lang über ein belastendes Ereignis schreiben. In Studien füllten sie Fragebögen über ihre Befindlichkeit aus, und es wurden physiologische Werte gemessen, etwa das Blutbild und die Anzahl der Immunglobuline, also Abwehrzellen im Körper. Man stellte fest, dass sich die Werte und das Befinden in dieser kurzen Zeit verbesserten. Zwar nicht für immer, aber dennoch war es ein beeindruckender Effekt nach einer so kurzen Intervention.

Viele Therapieformen nutzen das **autobiografische Erzählen**. Beispielsweise gibt es in der buddhistischen Psychotherapie das Verfahren des Tara Rokpa. Auch hier macht man eine autobiografische Schreibtherapie, indem man vom jetzigen Zeitpunkt aus rückwärts aufschreibt, was man erlebt hat; dann schreibt man es noch mal vorwärts auf, von der Geburt bis heute; und dann ein drittes Mal rückwärts. So wird das Leben sehr gründlich durchgearbeitet, indem man das Gedächtnis übt, weil man sich an das Nächstliegende am besten erinnert. In dieser Aktivität kommen Erinnerungen hoch. Dann rekonstruiert man alles noch einmal chronologisch von vorne und ord-

net es im dritten Gang – mit einem veränderten Blick – anders an.

Autobiografisches Schreiben ist ein Prozess der Aufklärung, wenn man es ernst nimmt und dorthin geht, wo es wehtut. Dann ist es, als würde man in den Keller steigen, einen tiefen, dunklen Keller mit vielen Räumen. Man will ein Ereignis ganz genau nacherzählen, und dafür leuchtet man einen der Räume aus, in den man sich lange Zeit nicht richtig hineingetraut hat. Man muss sich alles anschauen. Jede Ecke, jeden Winkel, jede Fuge und Spalte schreitet man ab und leuchtet sie erzählend aus: Was war da, wie hat es sich angefühlt, was habe ich gedacht und gespürt, erinnere ich noch alles, was kommt hoch? Und wenn man das aufschreibt, ist es, als stiege man die Kellertreppe wieder hoch ans Licht. Der fertige Text fühlt sich dann an wie ein dicker Brief oder ein kompaktes Paket, das man, nachdem man es ein paar Mal gelesen hat, zuschnüren und abschicken kann.

So kann man sein Fundament durchschauen, die Kontrolle über die Deutung seiner Geschichte erringen – und sie dann loslassen. Die Geschichte kann in einer Schublade landen, bei einem Gegenüber oder in der Öffentlichkeit.

Wenn man das auf eine ehrliche Weise auch sich selbst gegenüber bewerkstelligt hat, fühlt man sich erlöst. Der Druck ist weg, der belastende Druck, dessen man sich nicht immer bewusst ist: dass da etwas Unheimliches im Dunklen lag, das geklärt und von der Seele geschrieben werden musste. Es kann sich anfühlen, als würde man im

Prozess der verstehenden Verschriftlichung anhand eines materialisierten Bildes Zeugnis ablegen.

Schreiben ist dann mehr als Erzählen, denn es wird etwas verfestigt und verdichtet. Auch das ist ein Prozess des Embodiments. Und der Vorteil am Selberschreiben ist, dass man verstehen und sich erleichtern kann, ohne sich in Konzepte, Systeme oder Gedankenkonstruktionen von Theorien pressen lassen zu müssen, seien sie von Freud, Adler, Jung oder wem auch immer. Manche Menschen fühlen sich dadurch freier. Beispielsweise wenn man darüber schreibt, wie es sich anfühlte, als man magersüchtig war. Oder als der Kollege vom Vater sich an einen ranmachte. Der erste Sex. Oder wie es war, als die eigene Familie verunfallte. Das sind totale Erfahrungen, total in dem Sinn, dass sie den ganzen Menschen ergreifen. Und indem man sie von A nach B aufschreibt und vor ihnen nicht ausweicht, erlebt man sie noch einmal nach – und setzt sie Schritt für Schritt, Wort für Wort, zu einer kohärenten Geschichte zusammen. So kann man hinterher sagen: Ich habe versucht, meiner Geschichte durch Anfang, Dramaturgie, Szenen, Dialoge, Empfindungen und Schluss einen Spannungsbogen zu geben, und damit, parallel zum Verstehen der Erfahrungen, eine Distanz zu mir selbst im Geschehen entwickelt. Auch das ist in gewisser Weise ein körperlicher Prozess, der durch Text abgebunden wird. Vermutlich ist dieser therapeutische Effekt der narrativen Verkörperung der Grund, weshalb so viele Menschen ein Buch schreiben wollen. Und warum Literatur entsteht.

Den Vorgang der aufklärerisch-empathischen Veräußerung nutzt auch eine Form der Traumatherapie, die sich **Narrative Expositionstherapie** nennt. Sie wurde für Menschen mit schweren Traumatisierungen und posttraumatischen Belastungsstörungen (PTBS) entwickelt. Also Menschen, die Übergriffe, Unfälle, Missbrauch, Krieg, Katastrophen und gehäuft Gewalt erlebt haben. Sie können Depressionen, Schlafstörungen, Flashbacks, Konzentrationsstörungen bis hin zu Panikattacken und Suizidgedanken entwickeln. Bei Flashbacks, auch «Intrusionen» genannt, wird man mitten aus dem Alltag zurück in das traumatische Ereignis katapultiert. Es kann überall passieren, zum Beispiel an der Supermarktkasse. Dann triggert irgendetwas den Betroffenen, ein Geruch, ein Gesicht, eine Berührung – und plötzlich steht da etwa der Täter, und der Körper reagiert wie damals in der Gefahr. Mit Schwitzen, Zittern, der Atem geht schneller, man will fliehen. Es sind Gedankensplitter, und oft ist es unmöglich, in einer kohärenten Erzählung über sie zu sprechen.

Viele Menschen mit PTBS können ihren Alltag nicht leben und sind sozial desintegriert. Sie versuchen, ihren Erinnerungen zu entkommen. Doch das funktioniert nicht. Denn der Körper kommt immer mit. Es wirkt, als wären in ihm Traumata abgelagert. Und wenn die Psyche verletzt ist, wird die Immunabwehr geschwächt, und der Mensch kann erkranken. Sind die Traumata sehr schwer und komplex, können sie sogar mehrere Generationen schwächen. Das zeigt die Epigenetik: Durch Stress und Traumata kann die Myelinschicht, die die Nervenfasern

umgibt, verändert werden, die darüber mitentscheidet, welche Gene gelesen und zum Ausdruck gebracht werden. Die Folgen der Verletzungen lassen sich, das fanden Forscherinnen kürzlich heraus, bis in die übernächste oder sogar in die fünfte Generation nachverfolgen. Es ist heilsam, wenn der Mensch in eine Umgebung mit ehrlichen, empathischen Zuhörerinnen und Zuhörern gelangt.

Beispielsweise in eine Umgebung, in der mit der Narrativen Expositionstherapie gearbeitet wird. Sie verwendet Hilfsmittel, die etwas verkörperlichen, was man symbolisch verstehen kann: Nach der Anamnese und Diagnostik zu Beginn der Therapie legt die Patientin oder der Patient beispielsweise eine Schnur als «Lebenslinie» auf den Boden, beginnend mit der Geburt. Steine in unterschiedlichen Formen und Größen versinnbildlichen schwerwiegende Erlebnisse, unterschiedliche Stoffblumen gute Erlebnisse und Stöckchen aggressive Taten, die man anderen zugefügt hat. Zum Beispiel: kleine Blume – mit vier bekam ich ein rotes Rad; großer Stein – mit sechs bin ich von meinem Onkel auf dem Campingplatz vergewaltigt worden; großer Stein – als ich 14 war, kam mein Bruder bei einem Autounfall ums Leben; große Blume – mit 17 hatte ich meinen ersten Freund, der eigentlich sehr lieb zu mir war. Die Therapeutin macht ein Foto der Lebenslinie. An ihr hangelt man sich dann in den folgenden Therapiestunden entlang. Es können an die zwölf Sitzungen sein, möglichst jede Woche eine.

Ins Erzählen kommt man dann in der ersten Narrations-Sitzung, in der sich Patientin und Therapeut zusam-

men dem Trauma stellen oder exponieren. Daher kommt auch der Begriff «Expositionstherapie»: Die Patienten sind aufgefordert, sich der traumatischen Begebenheit auszusetzen und sie zugleich von außen zu betrachten lernen: ex positio, neben dem ursprünglichen Standort. In der Sitzung konzentriert man sich auf Kindheit und Jugend, und die Patientin hat den Raum, sehr detailliert und möglichst chronologisch von den jeweiligen Ereignissen zu erzählen. Wie in einem Film, in Zeitlupe und mit Zoom, jetzt ganz langsam ganz nah ran. Wie war zu jenem Zeitpunkt, als du mit sechs auf dem Campingplatz warst, eure allgemeine Lebenssituation? Mit wem hast du zusammengelebt? Wo war es genau? Wie war die Stimmung? Und dann geht man an den Ort, wo es passiert ist, und lässt sich alle Sinneswahrnehmungen genau erzählen. Wie sah es da aus? Wie war die Einrichtung? Wie hat es dort gerochen? Wer war da? Was hast du in dem Moment gerade gemacht? Schrittchen für Schrittchen, chronologisch.

Nicht immer ist das in dieser Form möglich, weil schwer Traumatisierte höchst assoziative und geradezu fragmentierte Erinnerungen haben können. Aber indem man minutiös hineingeht, kommen oft Erinnerungen zurück. Und der Therapeut zeigt der Patientin, dass er alles hören will und kann, denn ihm ist nichts Menschliches fremd.

Narration und Exposition gehen mit körperlichen Symptomen einher. Es wird nach Empfindungen, Wahrnehmungen, Gefühlen, Gedanken, Schmerzen und Ängsten gefragt – und sie stellen sich auch im Moment

des erzählenden Erinnerns wieder ein. Nicht nur das Gedächtnis, auch der Körper durchlebt das Geschehen wieder und reagiert physiologisch und emotional mit Schwitzen, Zittern, Herzklopfen, Kurzatmigkeit, und es geht bis hin zu Dissoziationen, denn der Mensch kämpft mitunter mittels Bewusstlosigkeit gegen die Erinnerung an.

All das begleitet die Therapeutin, sie macht den Patienten auf seine Reaktionen und das weitere Vorgehen aufmerksam und hilft, das Geschehen bis zum Ende der Erzählung ein- und abzubinden. Anschließend schreibt sie das Erlebte auf und geht es in der folgenden Sitzung mit dem Patienten durch, korrigiert, ergänzt, vertieft. Am Ende der Therapiesitzungen bekommt der Patient seine Lebensgeschichte ausgehändigt. Studien zeigen, dass es den meisten Patienten, die zuvor an PTBS gelitten haben, ein halbes Jahr nach der Therapie besser geht und dass sie sozial integrierter und zufriedener leben können.

Wir haben es hier mit zwei Verkörperlichungs-Prozessen zu tun: dem Verbildlichen der eigenen Biografie anhand der Lebenslinie und der sprachlichen Veräußerung im Text, die sich als Zeugnis manifestiert. Hirnscans belegen, dass sich durch die Narration des Traumas im Gehirn etwas verändert: Schwer traumatisierte Menschen haben eine Art Furchtfeld, in dem sich wie Splitter stark fragmentierte Assoziationen aus Bildern, Gefühlen, Gedanken, Wahrnehmungen, Körperregungen befinden. Sie sind ungeordnet und nicht kohärent, weil der Mensch verletzt wurde. Durch die Erzählung werden sie mithilfe ihres Gegenübers, das Vertrauen und Verständnis ein-

flößt, in einen Kontext eingebunden. So verbindet sich das sogenannte «heiße Gedächtnis» mit dem «kalten Gedächtnis», das Assoziative mit dem Kontextuellen, so wie es normalerweise funktioniert. Die eigene Lebensgeschichte wird erzählt und kohärent, das tut gut.

ÜBUNG:
SCHREIB ES AUF

Nimm dir drei Tage hintereinander ein Mal täglich 15 Minuten Zeit und schreibe über eines oder mehrere Erlebnisse, die dich belasten. Halte dich an die Zeit. Schreib nicht darüber hinaus. Wenn du nicht schwer traumatisiert bist, wirst du sehen, wie genau du dich erinnern kannst, dass du fast alles in klare Worte fassen kannst. Und wie gut es tut, wenn sich deine Geschichte sortiert. Vielleicht liest du deine Texte anschließend jemandem vor. Zuhörerinnen und Zuhörer geben Resonanz und stellen fast immer spontan gute Fragen.

EIN VERFAHREN, um mit eher alltäglichem Stress umzugehen zu lernen, ist die inzwischen weit verbreitete **Mindfulness-Based Stress Reduction (MBSR)**, auf Deutsch: Achtsamkeitsbasierte Stressreduktion. Dieses Programm hat der Molekularbiologe und Body-Mind-Mediziner Jon Kabat-Zinn seit den 1970er-Jahren entwickelt, und mittlerweile kann man fast überall die in der Regel achtwöchigen Kurse besuchen, die auf unterschiedlichen psychologischen, körpertherapeutischen und auch buddhistischen Methoden basieren. Im Bodyscan wird die Körperwahrnehmung trainiert, es gibt

Yogaübungen, Sitzmeditationen, langsame Bewegungen, Atemübungen. Das Ziel ist es, Achtsamkeit auch in den eigenen Alltag zu integrieren.

Das ist schlau gemacht, weil die Erfahrungen der asiatischen Lebenspraktiken mit einem wissenschaftlichen Ansatz überprüft wurden und man sie gleichzeitig ihrer Fremdheit entkleidete. So wurde den Praktiken das Odeur von Räucherkerzen und Esoterik genommen und für uns Westlerinnen und Westler auf einen sachlichen, effizienten Kern reduziert, den wir uns zu eigen machen können, ohne befürchten zu müssen, als Spinner angesehen zu werden. Wir haben ja eine Menge Klischees und Vorurteile im Kopf, die ein wahrhaftiges Verständnis und eine nachhaltige Annäherung von West und Ost weitgehend verunmöglicht haben. Das hatte auch Osho verstanden, der die Bhagwan-Bewegung ins Leben rief, in der er viele philosophische Ansätze so verband, dass wir sie im Westen besser verstehen und annehmen konnten.

Aber durch die Übernahme oder Aneignung im Westen wurden manche Weltanschauungen leider nicht selten ihrer Geschichte und ihrer Kultur entkleidet. Der Achtsamkeitsmethode wird mittlerweile vorgeworfen, letztendlich nichts anderes zu tun, als die Menschen wieder verfügbar zu machen für die Anforderungen kapitalistischer Gesellschaften, für all die Arbeitsprozesse und vollgepackten Alltage, die sie ohne MBSR stressen und krank machen würden. So kritisieren manche diesen Ansatz als «McMindfulnes» und «Seelenstyling». Als Einstieg aber

können die Apps, Videos und Kurse des MBSR ein Gewinn sein, denn sie vereinfachen den Zugang zu Welten, die vielen auf den ersten Blick schräg und verschlossen erscheinen.

Nach unserem Verständnis von Embodiment sind Ideen mit der (Um-)Welt verbunden, und es ergibt viel mehr Sinn, sie in ihrem Kontext zu sehen und daraus zu verstehen. Und anzuerkennen, was man von anderen lernen kann. Denn die Handlungen und Rituale, die diese Praktiken umgeben, sind natürlich von den Kulturen geprägt, die sich ausgiebig mit ihnen beschäftigt haben. So wirkt das Feuerritual der indischen Puja anders als das Weihrauchopfer vor dem Zazen in einem japanischen Tempel. Beiden Ritualen zu eigen ist, dass sie eine äußere Form bilden, die sich dann mit dem Inhalt der Meditation füllen wird. Als kreierte der Mensch eine Kultur, um die Natur einzuladen, sich darin auszudrücken. Das hilft, die Konzentration zu fördern und einen Fokus zu entwickeln. Derartige Rituale und Rezitationen impfen den Praktizierenden gegen egoistische Ausschlachtung, indem sie dafür sorgen, dass sich dessen Motivation über sich selbst hinaus ausrichtet. So rezitieren Buddhisten nach der Meditation die vier Gelübde:

«Die Zahl der Wesen ist unendlich; ich gelobe, sie alle zu erlösen.

Gier, Hass und Unwissenheit entstehen unaufhörlich; ich gelobe, sie zu überwinden.

Die Tore des Dharma sind zahllos; ich gelobe, sie alle zu durchschreiten.

Der Weg des Buddha ist unvergleichlich; ich gelobe, ihn zu verwirklichen.»

Ein anderer Therapiekomplex betrifft die **hypnotherapeutischen und affirmativen Interventionen**, bei denen man versucht, die Patientinnen und Patienten in einen körperlichen Entspannungszustand zu versetzen. Etwas Ähnliches hatte Sigmund Freud bei der Psychoanalyse auch beabsichtigt, als er die Patienten auf die Liege bat und selbst nicht sichtbar hinter ihnen Platz nahm. Auch Freud hat sich mit der Hypnose beschäftigt, sie war zu seiner Zeit groß in Mode. Er besuchte die berühmtesten Hypnose-Forscher, die Neurologen Jean-Martin Charcot und Hippolyte Bernheim an ihren französischen Krankenhäusern und machte sich deren unterschiedliche Techniken zu eigen. Denn er wollte den entspannten Körperzustand herstellen, in dem man in einen assoziativen Redefluss gerät und währenddessen Bilder aus dem Unbewussten aufsteigen. Diese Entspannung hat Ähnlichkeiten mit Trance und Schlaf, ist aber nicht dasselbe. Wir werden das gleich anhand der Gehirnwellenmuster erklären.

In hypnotischen Verfahren werden Inhalte, die uns als leidvoll oder belastend erscheinen, verbildlicht und «umprogrammiert». Hast du beispielsweise Rückenschmerzen, leitet dich der Therapeut in einen entspannten Zustand. Darin bist du nicht weggetreten, sondern voll bewusst und zugänglich für sprachliche Interventionen. Vielleicht spürst du den Rückenschmerz als Eisblock,

der dich bindet und von dem Kälte und Härte ausstrahlen. Der Therapeut versucht dann, mit dir zusammen den Block zum Schmelzen zu bringen; durchs Abfließen dieses Bildes kann sich die Wahrnehmung des Körpers ändern und die Anhaftung an das Schmerzbild auflösen.

Die Wirksamkeit der Hypnose ist wissenschaftlich gut belegt. Anhand von Kernspinresonanztherapie (MBST) und Elektroenzephalografie (EEG) hat man hirnphysiologische Ähnlichkeiten zu Trancezuständen nachgewiesen. Wie wir schon gesehen haben, prägen Bilder mit ihrer Symbolkraft unser Denken, unsere Gedankenkonstruktionen, sehr viel stärker als Worte oder Begriffe. Auch sie sind fast immer verbildlicht und haben in unserem Bewusstsein einen Körper.

Das wird offensichtlich, wenn man sich mit **Gedächtnistechniken** beschäftigt. Mir wurde durch sie die **Macht der Bilder** klar. Mnemotechniken funktionieren körperlich anhand verbildlichter Symbole und nicht anhand sprachlicher Zeichen oder Abstraktionen. Das Problem am Erinnern ist ja, dass man sich an eine Menge von Dingen erinnern möchte – und oft auch an deren Reihenfolge. Es ist aber schwierig, sich mehr als sieben Dinge rasch zu merken, das hat man erforscht. Damit nichts verloren geht, muss man eine Art inneres Regal zum Ablegen haben. Meistens hat man ein Gefühl dafür, wo etwas lag oder stand. Denk an dieses Buch: Bestimmt hast du ein Gefühl dafür, wo eine bestimmte Passage stand, ob es vorne im Buch war, eher auf der linken Seite oben oder auf einer rechten Seite mittig.

Wenn man sich viele Dinge merken möchte, hilft es, kuriose Bilder an Orten in Räumen abzulegen. Schon die großen Rhetoriker in der Antike haben so gearbeitet. Sie haben sich Inhalte verbildert und sie dann im Raum verkörpert. Beispielsweise im römischen Senat, bei einer Rede über das feindliche Karthago: Der Redner imaginiert zum Beispiel die Ecke vorne links als die 1, in der die Botschaft des Boten steht, hinten links in der Ecke ist die 2, und da liegt die blühende Demokratie – ich spinne jetzt mal –, hinten rechts die Ecke ist die 3, und da steht der böse Catilina, vorne rechts ist die 4, und da zückt jemand ein blitzendes Messer. So verbindet man in einem Raum mehrere Punkte mit Bildern, aus denen sich eine narrative Route ergibt. Für die Rede zur Eroberung Karthagos lernt man also nicht Wörter und Sätze auswendig, sondern legt sich hier Athen hin, da die Truppen, dort Hannibals Kopf und in der Ecke vorne rechts einen Sack Salz, denn Karthago muss mit Salz eingestäubt werden, damit da nie wieder etwas wächst. Je absurder und überraschender die Bilder, desto eher merken wir sie uns und kommen ohne Spickzettel, sondern mit dem Blick ins Publikum durch unsere Rede.

Das erschien auch mir anfangs sehr umständlich. Aber ich habe dann trainiert, Inhalte zu verbildlichen. Das Gehirn mag das. Es macht Spaß, sich absurde Bilder zu überlegen, und alles, was Spaß macht, fällt uns viel leichter. Wenn man das einige Male gemacht hat, kann man Erinnerungsinhalte in einem ungeahnten Umfang reproduzieren. Ein tolles Buch dazu heißt *Einfach alles merken*

von Ulrich Bien. Es hat mir durch meine Heilpraktikerprüfungen geholfen, die mir einige Sorgen bereiteten, weil die Stoffmenge, für die ich damals nur drei Wochen Zeit hatte, sehr groß war.

ÜBUNG:

MERK'S DIR EINFACH

Trainiere das Einkaufen ohne Zettel. Leg dafür die zwölf Dinge, die du brauchst, in dein inneres Regal. Das ist dein Körper. Darauf erstellst du eine Route: Punkt 1 ist der linke Fuß, Punkt 2 das linke Knie, Punkt 3 die linke Hüfte, Punkt 4 die linke Schulter, Punkt 5 der linke Ellbogen, Punkt 6 die linke Hand, Punkt 7 der rechte Fuß, Punkt 8 das rechte Knie, Punkt 9 die rechte Hüfte, Punkt 10 die rechte Schulter, Punkt 11 der rechte Ellbogen, Punkt 12 die rechte Hand. Das wirst du garantiert wiederholen können, das hast du schon beim Lesen mitgefühlt.

Und jetzt legst du auf jedem Ort von dem, was du einkaufen willst, ein kurioses Bild ab! Die Milch legst du zum linken Fuß, du trittst drauf, und sie platscht hoch. An deinem linken Knie klebt der Gorgonzola. An die linke Hüfte kommt das Steak, die ist aufgeschnitten, und man sieht das dunkle Fleisch darunter. An der linken Schulter klebt die Matsche von den Tomaten, die du kaufen willst. Am linken Ellbogen bist du irgendwie an die Zahnpasta gekommen und so weiter. Jetzt wiederhol das! Und wenn du im Supermarkt bist, hast du es drauf!

ES IST wie eine Landkarte des Gedächtnisses, und mit diesen Mindmaps arbeitet man ja auch im kreativen Bereich. Die grafischen Apps legen Ideen und Bilder an Orten ab und lassen so einen belebten Raum entstehen. Das ist eine sehr hirnphysiologische Art des Lernens, denn so funktionieren eben unsere Erinnerungen, wenn sie als Bilder hochkommen, verbunden mit Stimmungen, Emotionen, Gedankeninhalten. Der Geruch von Gorgonzola lässt mich die Pizza vor Augen sehen, die ich mir mit einem Freund geteilt habe, bevor er zum Flughafen fuhr. So funktioniert auch das Träumen. Was den Tag über geschah, die Dinge, die gesagt, und die Sachen, die getan wurden, wird an Orten des Vor- oder Unterbewussten in Bildern abgelegt und steigt dann in kuriosen Tableaus im Traum wieder auf.

Deswegen erzählen wir auch Geschichten in Bildern und Metaphern. Deswegen gibt es Mythen, Legenden, Märchen und all die Narrative, die uns und unserer Kultur einen merklichen Sinn geben: Ein Held, eine Heldin reist auf einer Route durch den Raum und erlebt da Szenen, verbunden mit Gefühlen, Affekten und Gedanken, die sich als konsistente Narration im Bewusstsein verankern. Zum Beispiel bei der Odyssee. Viele Kulturen haben ihre Ordnung und ihre Regeln von Mund zu Mund in Geschichten übertragen, die die Alten den Jüngeren erzählten. Und die sich alle merken konnten. Die Schrift braucht es da gar nicht immer. Sie ist sogar manchmal hinderlich, weil man sich Dinge besser merken kann, wenn sie verbildlicht sind. So funktionieren die *Bibel,*

Der Herr der Ringe, die Kulturen Afrikas, deren Naturreligion des Voodoo nur erzählerisch übermittelt wurde, die *Buddenbrooks* oder Narrative wie das vom Tellerwäscher, der zum Millionär wird. Und es ist ein Grund, warum man versucht, komplexe Dinge wie beispielsweise wissenschaftliche Erkenntnisse in Geschichten verpackt zu erzählen.

VERÄNDERUNG AUF KNOPFDRUCK?

Manche meinen, man könne auch positives Denken auf diese Weise trainieren, und das sei dann gut so. So einfach ist es aber nicht. Ich empfinde die Aufforderung, einfach positiv zu denken, so, als würde man einen angeranzten Apfel in roter Glasur zum Paradiesapfel machen wollen – innen ist er immer noch faul. Das Leben besteht eben auch aus Leid. Das zu leugnen, wäre töricht. Es zu verdrängen, nicht wahrhaben zu wollen, ist unmöglich. Natürlich gibt es positive Affirmationen, die helfen, so wie eine positive Haltung in der Mimik und der Körperhaltung Einfluss haben kann auf unsere Stimmung und sogar unsere Wahrnehmung. Aber damit verändern wir das Leben nicht. Wir verändern es, indem wir die negativen Aspekte in unser Leben integrieren, also lernen, mit ihnen zu leben.

Einige, zumeist US-amerikanische Ansätze der Selbstprogrammierung wie beispielsweise Varianten des **Neuro-Linguistischen Programmierens** tun so, als

könnte man einfach sein, denken und fühlen, was man will. Dabei vernachlässigen sie, in welcher Umgebung, in welchen Verhältnissen, unter welchen Menschen und Umständen man lebt. All das spielt eine Rolle, da man sich immer auch anpasst. Hinter dem Positiven Denken steckt eine egozentrische Allmachtsfantasie. Die Motivation, sich zu diesem oder jenem Menschen zu «programmieren» beziehungsweise zu machen, entsteht sehr häufig aus Ablehnung, nämlich der Ablehnung von Gedankenkonstruktionen, die man selbst gemacht hat: Ich bilde mir ein, so und so zu sein, und das lehne ich ab und will es umprogrammieren. In den typischen Managerratgebern mit «zehn Punkten zum Erfolg» geht es nur um das eigene Wollen und den Gewinn. Aber damit folgt man der falschen Seite der Macht. Vielmehr sollten wir uns auch mit unserer Gier, unserer Ignoranz und unserem Narzissmus auseinandersetzen – und dann mit unseren echten Ressourcen, aus denen wir uns nähren können und die wir auch für andere fruchtbar machen können.

Wenn man danach sucht, wo die eigenen Ressourcen und Kräfte des Glücks liegen – des Wohlbefindens, der Zufriedenheit, der Gesundheit, die eingebettet ist in Umwelt und Gesellschaft –, kommt man zu etwas anderem Positiven, nämlich der **Positiven Psychologie**. Sie wurde im Wesentlichen von Martin Seligman und Mihály Csíkszentmihályi ins Leben gerufen, als diese in den 1990er-Jahren einen Paradigmenwechsel in der Psychologie forderten. Anstatt immer nur nach den Defiziten, dem

Kranken, der Pathologie zu fragen, sollte die Psychologie auch intensiv danach forschen, was Menschen gesund und zufrieden macht. Es ist der gleiche Ansatz, den auch die Medizin verfolgt, die nach Selbstheilungs- und Widerstandskräften und Selbstregulation fragt, der Salutogenese, nach Autoregulation und Phänomenen wie der Resilienz.

Und es ist natürlich auch der Ansatz, den jeder Mensch verfolgt, wenn er sich mit seinen Stärken und Schwächen beschäftigt. Er beobachtet und reflektiert sich selbst. Und entwickelt sich vorwiegend in der Auseinandersetzung mit seiner Umwelt und den Menschen, mit denen er lebt. Denn das Ich braucht ein Du. Ohne Auseinandersetzung, Kommunikation, Antwort und Resonanz entsteht keine Persönlichkeit. Weder in kognitiver noch in körperlicher Hinsicht, denn es ist nicht nur das Nachdenken über sich selbst, sondern auch das sinnliche, leibliche Wahrnehmen in Verbindung mit den anderen.

Das ist auch ein Grund, weshalb Therapeuten helfen. Nicht nur, weil sie Ahnung haben oder bestimmte Techniken beherrschen – sondern weil sie dem Ich der Patienten ein Du bieten, das sie begleitet. Wenn man vielleicht als Kind nicht genug Bindung erfuhr und Phasen hatte, in denen man sich einsam und vernachlässigt fühlte und möglicherweise Schreckliches erlebte, dann konnte man kein Vertrauen entwickeln, weder in die Welt noch in sich selbst. Doch man braucht Vertrauen, um Ressourcen und Kräfte zu entwickeln, um zu einer stabilen, starken, gesunden Person zu werden, die sich in ihrer Gemein-

schaft bewährt. Der Mensch braucht ein Gegenüber, um sich selbst und die Welt zu erkennen und zu verstehen. Der Philosoph Martin Buber hat es so schön gesagt: «Der Mensch wird erst am Du zum Ich.»

In seinem Text «Über die allmähliche Verfertigung der Gedanken beim Reden» beschreibt Heinrich von Kleist, warum man einen Gedankengang am besten verfolgen kann, wenn man davon einem Gegenüber erzählt, indem man laut denkt und durch Anfang und Ende die Erzählung strukturiert. Gedanken oder Geschichten zu erzählen, hilft, wenn man in der Selbstreflexion blockiert wird. Vielleicht müssen wir an dieser Stelle schon nicht mehr erwähnen, dass der Dialog, das Sprechen zu einem Gegenüber, stärker noch als der Monolog, ein Akt des Embodiments ist. Er veräußert körperlich, was kognitiv nicht immer von alleine fließt. Denn, so Kleist: «Es liegt ein sonderbarer Quell der Begeisterung für denjenigen, der spricht, in einem menschlichen Antlitz, das ihm gegenübersteht; und ein Blick, der uns einen halb ausgedrückten Gedanken schon als begriffen ankündigt, schenkt uns oft den Ausdruck für die ganze andere Hälfte desselben.»

Im Du steigt die Komplexität meines Lebens um mindestens 100 Prozent, und mit dem Wir um noch einmal 100 Prozent. So wird der Diamant des Ich facettenreich zu einem Brillanten geschliffen, und jede dieser Facetten zeigt eine Persönlichkeit, die dich spiegelt und die du spiegelst. So funkelt die Vielfalt des Lebens. Nebenbei gesagt, gilt die menschliche Kommunikation als die größte hirn-

technische Leistung, und ein gutes Gespräch trainiert den Kopf um ein Vielfaches besser als jedes Kreuzworträtsel, Sudoku oder sonst wie geartete Seniorentrainings.

ÜBUNG:
WIE BIN ICH?

Bitte drei Menschen, die dir nahestehen, zum Beispiel Freundinnen oder jemanden aus der Familie, dir per SMS oder WhatsApp drei deiner herausragenden Eigenschaften zu nennen. Spontan, kurz und knackig! Es ist eine scheinbar banale Übung, die dennoch Überwindung kosten kann. Aber sie wird überraschende, interessante und auch lustige Resonanz erzeugen, über die nachzudenken – auch laut – anregend sein kann. Falls zu wenig Wertschätzung kommt, frage nach und finde heraus, was wie gemeint war.

SCHLAF UND SCHLAFHYGIENE

Wichtig für Gesundheit und Zufriedenheit im Alltag ist aber auch, dass wir ausreichend zur Ruhe kommen, und zwar im Schlaf. Im Schlaf verfestigt sich das tagsüber Gelernte, weshalb er gerade für Schulkinder so wichtig ist. Sie lernen im Grunde nur halb in der Schule und ganz im Schlaf, denn da verbinden sich die aufgenommenen Inhalte zu einem Wissensnetz. Auf körperlicher Ebene bewirkt der Schlaf gleich mehrere Dinge: Es beruhigt sich der Blutdruck, die Verdauung wird aktiv, die Entgiftung durch die Leber setzt ein, und die Muskeln

können sich entspannen. Am auffälligsten sind im Schlaf aber die Veränderungen im Gehirn – und die lassen sich wunderbar anhand der Gehirnwellen messen und darstellen.

Die Nerven im Gehirn haben verschiedene Frequenzen, die mit einem Elektroenzephalogramm (EEG) elektrisch abgenommen werden können. Vor 100 Jahren entdeckten Mediziner an offenen Schädeln, dass das Gehirn offenbar elektrisch Signale und Schwingungen transportiert. Mittlerweile wissen wir, dass Neurotransmitter auf den Synapsenverbindungen der Nervenzellen elektrische Signale übertragen. Diese elektrischen Signale produzieren bestimmte Wellenbereiche, die in ihrer Dominanz für bestimmte Zustände des Bewusstseins stehen, die nach dem griechischen Alphabet benannt sind: Alphawellen, Betawellen, Gammawellen, Deltawellen, Thetawellen.

Im Hinblick auf den Schlaf sind für uns die **Deltawellen** interessant, die uns in einen traumlosen Tiefschlaf sinken lassen. Dieser Teil des Schlafes ist für unsere Regeneration und für die Bildung der Hormone zuständig, die für unser Immunsystem und seine Abwehrkraft nötig sind. Außerdem kommt es dabei zu einem Mechanismus, der erst in den letzten Jahren entdeckt wurde: Das Gehirn reinigt sich im Schlaf selbst, indem es sich spült. Dafür zuständig sind Zellen, die gar nicht zum System der normalen Nervenzellen gehören, sondern die aus dem Bindegewebe kommen, das die Hälfte unseres Gehirns ausmacht. Sie heißen «Gliazellen». Der Begriff leitet sich aus dem griechischen Wort «Glia» her, das Klebstoff oder

Leim bedeutet, denn diese Zellen verbinden alles untereinander. Und unter diesen Verleimungen gibt es einen Zelltyp, der die Form von Sternen hat, weswegen man Zellen dieses Typs «Astroglia» oder «Astrozyten» nennt. Diese sternförmigen Zellen machen mit ihren Ärmchen eine Art Spagat zwischen den Zellen und erweitern dadurch die Zellzwischenräume. So wird aus einem komprimierten Schwamm quasi ein grobporiger Schwamm. Dadurch bekommt das Gehirnwasser, der Liquor, in dem das Gehirn schwimmt, wieder genug Platz, um durch die Zellzwischenräume zu fließen, sodass sie gereinigt und Abfallstoffe ausgespült werden können. Wir haben also eine Art Duschkopf, der das Gehirn reinigt und unseren Körper heilt. Abtransportiert werden die Abfallstoffe durch die Lymphdrainage im Körper und auch ein bisschen durch die Nase. In der Nase hat man bei Untersuchungen auch die Abfallstoffe des Liquor gefunden. Man nennt sie «amyloide Plaques». Es sind Proteinanreicherungen, die die Hirnfurchen verkleben. Die Entdeckerin dieses Spülvorgangs während der Deltaphase, Maiken Nedergaard von der University of Rochester, hat die These aufgestellt, dass ein Mangel an Tiefschlaf womöglich zu Alzheimer führt. Belegt ist das so noch nicht. Aber aus dem Alltag weiß vermutlich jeder, dass Schlafmangel zu Konzentrations- und Gedächtnisstörungen führen kann.

Der **Thetabereich** markiert das Zwischenreich vorbewusster Entspannung, in dem Bilder hochkommen und wir nicht mehr aktiv mit unserem Denken eingreifen kön-

nen. Es gibt zwei Arten von Thetawellen: Theta 1 findet man hauptsächlich bei der tiefen Entspannung, Meditation oder Hypnose; Theta 2 vor allem beim Einschlafen, in Trance und bei Wachträumen. Hier überschreiten wir die Schwelle zum Unterbewusstsein. Das kennt jeder, der mal kurz wegnickt, ob in der U-Bahn, beim Stillen oder ganz bewusst beim ritualisierten Power Nap. Wer das regelmäßig macht, weiß um die wohltuende Wirkung: Mehrstündiger Schlafmangel scheint kompensiert zu sein, und man setzt das Tageswerk mit neuer Frische fort. Die Bilder und Inhalte, die dabei auftauchen, sind uns nicht spontan zugänglich, Spuren können sich jedoch in Nischen des Gedächtnisses festsetzen und die befremdende Sprache dieser Welt offenbaren.

In der **Alphawelle** sind wir körperlich relaxt und können den Geist entspannt fließen lassen. Das ist der Zustand, wenn man verträumt in eine Kerze blickt oder das Auge weit zum Horizont schweifen lässt. Man bekommt dann einen divergenten Blick, das heißt, die Augen scheinen ins Leere zu gehen. Das kann man mit Entspannungstechniken trainieren.

Sind die Gehirnwellen im **Betabereich**, fokussieren sich der Blick und die Konzentration, Körper und Kopf. Der Geist wird aktiv oder kreativ. Und im **Gammabereich** funkt's. Das ist der Bereich höchster Konzentration, in dem es zu Geistesblitzen kommen kann.

Das soll uns als kurze Darstellung der unterschiedlichen Gehirnwellen genügen. Wenn du unter Schlafmangel leidest, vielleicht weil deine Gedanken dich am Ein-

schlafen hindern und die Regeneration durch genügende Phasen im Deltawellenbereich blockiert ist, kann dir vielleicht folgende Übung zur **Schlafhygiene** helfen:

ÜBUNG:
SCHLAF GUT

Nicht zu spät ins Bett gehen und am besten immer ungefähr zur gleichen Uhrzeit (mit Abweichungen bis zu 30 Minuten); am Abend nur eine leichte Mahlzeit zu sich nehmen; bis zu vier Stunden vor dem Schlafengehen keine aufputschenden oder koffeinhaltigen Getränke wie Cola, Kaffee, schwarzen oder grünen Tee trinken; auf Alkohol möglichst verzichten; das Schlafzimmer gut lüften, die Zimmertemperatur sollte nicht zu hoch sein (manche Experten raten zu 16–19 Grad); darauf achten, dass der zeitliche Abstand zwischen Arbeit oder geistiger Tätigkeit und Schlafengehen groß genug ist; möglichst nicht direkt vor dem Einschlafen auf dem Bildschirm lesen; ein persönliches Einschlafritual einführen, zum Beispiel ganz sanfte körperliche Bewegungen oder einen Bodyscan.

HEILEN DURCH DEN KÖRPER I: SICH BEWEGEN

Jetzt wollen wir uns noch mal auf den Körper konzentrieren. Denn in der körpertherapeutischen Praxis und Erfahrung sehe ich, welchen Beitrag der Körper für unser Befinden insgesamt und für die Ordnung des Geis-

tes leistet. Wir wissen, dass der Körper heilt, und dazu können wir selbst etwas tun. Etwa durch Bewegung, von der Andrew Taylor Still sagte: «Bewegung ist Leben», oder durch Fasten und Meditation. Wir können uns auch bewegen lassen, etwa bei einer Massage oder einer osteopathischen Behandlung, die, wenn sie gut war, der Patientin anschließend das Gefühl gibt: Jetzt bin ich in meinem Körper angekommen und ganz da.

Laufen liegt uns in den Genen, das belegt die Entwicklungsgeschichte. Deshalb wollen wir uns diese Form von Bewegung nochmals näher ansehen. Bewegung tut einfach gut. Viele von uns mögen es und gehen spazieren oder wandern. Doch meistens kommt es irgendwann zu Blockaden, wenn man zum Beispiel den steilen Pfad hinaufgelaufen ist und oben feststellt, dass jetzt doch noch sechs Kilometer vor einem liegen. Dann regt sich ein zuverlässiger Begleiter: der innere Schweinehund. Er setzt sich plötzlich hin und hält uns an der Leine zurück, er bockt und winselt, knurrt und kläfft: keinen Meter mehr! Und was tun wir? Wir bleiben wie angewurzelt stehen, wenn sich der bockige Schweinehund uns in den Weg stellt. Mit angstgeweiteten Augen, atemlos, eingefroren in der sympathischen Erregung stehen wir da. Und dann fixieren wir uns auf ihn, sehen nichts anderes mehr, herrschen ihn an, auf geht's, komm schon! Darauf trotzt er noch mehr, legt seine Schnauze auf den Waldboden und guckt in die andere Richtung, als hätte er nichts gehört.

Viele von uns haben sich dann so in den Schweinehund verbissen (Achtung: absurde mnemotechnische Meta-

pher!), bis sie so paralysiert waren, dass sie sich angefangen haben einzureden: Laufen ist Mist! Laufen ist einfach nichts für mich! Und damit reiten sie sich so tief in die Blockade hinein, die eigentlich ein kleines Hindernis, eine kleine Schwäche gewesen war, dass sie sich zu einer Persönlichkeit aufbauen, die nicht laufen kann. In dem Fall empfiehlt sich die Übung «Paradoxe Intervention» aus dem Kapitel «Die Macht der Gedankenkonstruktionen».

Gesund und gut wäre es, die Situation anzuerkennen, und dann einfach weiterzumachen: Okay, etwas in mir hat gerade keine Lust weiterzulaufen – aber ich laufe weiter. Etwas tut mir in den Beinen weh – ich laufe trotzdem. Mein Herz springt mir aus der Brust raus – ich laufe dennoch. Und dann kommt diese schöne Erfahrung, die sich manche versagen, wenn sie aufgeben: hinter dem Widerstand die Abwesenheit von Widerstand zu spüren. Dann wird alles auf einmal leicht, und man hat das Gefühl: Es läuft und läuft und läuft. So können wir durch Laufen lernen, uns mit unseren Widerständen auseinanderzusetzen, und daran wachsen.

Menschen, die Außergewöhnliches leisten, sind, wie Mihály Csíkszentmihályi in seinen Untersuchungen über den Flow zeigte, nicht mehr auf sich selbst fixiert, sondern elastischer: Sie handeln nach Notwendigkeit und nicht nach Vorlieben. Und nach einer gewissen Zeit ist es, als erlebte man sein ganzes Dasein in dieser Umgebung einfach nur noch als Voranschreiten, Wahrnehmen, Weitergehen. Unsere Sinne öffnen sich und sind auf einmal nicht mehr nach innen gerichtet, auf unsere Widerständigkeit

und unser Gedankenkarussell. Das hat sich nach einer Weile ausgesponnen, und es ist, als wären die Probleme, Themen und fixierten Gedanken jetzt mal abgehakt. Und dann riechst du plötzlich die Nadelbäume und die Pilze, hörst den Pirol und das Rauschen der Bergwelt um dich herum, denn der Nebel der Selbstbezogenheit löst sich im Prozess des Gehens auf.

Und wenn man erst mal regelmäßige Bewegungsabläufe in seinen Alltag integriert hat, will man eines Tages nicht mehr darauf verzichten. Dann hat sich die Anstrengung gedreht, als hätte man sie umdefiniert: Es erscheint nicht mehr anstrengend, drei Mal die Woche eine halbe Stunde joggen zu gehen, sondern es ist frustrierend, wenn das plötzlich nicht möglich ist, vielleicht weil man sich eine Knieverletzung zugezogen hat.

Aber da nichts im Leben ein Dauerzustand ist, wird höchstwahrscheinlich der innere Schweinehund beim Laufen (oder wobei auch immer) wieder in die Quere kommen. Denn der Schweinehund, das ist die Blockade, das sind wir: Wir stehen uns im Weg mit unseren Gedankenkonstruktionen, Emotionen und Gewohnheiten. Dafür gibt es eine immer wieder nützliche, saugute Übung, um den Schweinehund sanft anzustupsen, statt vor ihm zu kapitulieren.

ÜBUNG:
DEN SCHWEINEHUND STREICHELN

Den Schweinehund zu ignorieren, bringt überhaupt nichts. Dadurch wird er nur noch größer und fauler. Nimm stattdessen seine Schwäche zur Kenntnis. Mach dir ganz bewusst: Ah, da ist er wieder, der Schweinehund, der Blockadepunkt. Beuge dich zu ihm hinab, streichle ihn kurz, und lauf dann einfach weiter. Ganz ruhig und unbeirrt und liebevoll lächelnd läufst du am Schweinehund vorbei. Leine einfach länger lassen. Und ihn überwinden. Er wird mit Sicherheit wieder aufstehen und hinter dir hertraben, still und ausdauernder, als du befürchtet hast. Denn er, das Schwein, ist ein Hund, und dazu da, dir zu folgen!

DER MENSCH ist aber nicht nur dazu gemacht, sich zu bewegen, sondern er tanzt und singt auch gern. Er macht sich gern zum Klangkörper. Das fühlt sich einfach gut an! Denken wir doch nur an Kinder in Gesellschaften wie denen Afrikas: Sie tollen herum, sie klettern, sie tanzen und sie singen gern. Und wenn man das fördert und sie lässt, dann **singen** sie aus vollem Halse, was sich besonders toll in der Gruppe anfühlt. So wie Musiker gern gemeinsam musizieren, denn Musik ist immer nah am Flow.

Tja, bei uns läuft das häufig anders ab, gerade in der Schule. Du sitzt mit deiner Klasse im Musikraum, wirst herausgepickt und sollst auf einmal vorsingen. Die Stimme ist etwas sehr Persönliches, sie sagt viel über dich und deine Stimmungen und Stärken aus. Du bist nervös, probierst es, so gut du kannst, und dann fällt die Lehrerin ein Verdikt: Du kannst nicht singen. Du hast keine Stimme!

In gewisser Weise ist das ein soziales Todesurteil. Zumindest für jemanden, der gern singt. Dein Selbstwertgefühl wird verletzt und ein Marker gesetzt, den man dann sein Leben lang erinnert. Aber wir wissen ja inzwischen, dass die gute Nachricht (die man sich nicht oft genug vorsagen kann) lautet: Man kann es ändern. Am besten, indem du gleich die nächste Übung machst. Die tut auch allen anderen gut, die kein solch entmutigendes Erlebnis hatten, sondern sich einfach mal wieder als Klangkörper spüren möchten.

ÜBUNG:
SINGEN

Was sind deine drei Lieblingssongs? Such einen davon auf YouTube in der Karaoke-Version, da ist dann der Text mit eingeblendet. Mittlerweile gibt es die Karaoke-Version sogar bei manchen Streaming-Plattformen. Und dann leg los und sing! Vielleicht kommst du dir anfangs etwas blöd vor – aber nur bis du merkst, wie viel Spaß das Singen macht. Unzählig die Karaoke-Abende, an denen sich die Harten anfangs spöttisch zurückhielten und später nicht mehr vom Mikro zu lösen waren, so hingerissen waren sie von ihren eigenen Johnny-Cash- oder Billie-Eilish-Interpretationen.

KOMMEN WIR jetzt zu den **Bewegungskünsten**, die wir dadurch definieren, dass die in ihnen aufkommenden Empfindungen nicht primär über Ausdauer und vielleicht eine gewisse Gleichförmigkeit der Bewegung hergestellt werden. Vielmehr geht es dabei um gefühltes Bewegen wie im Qigong, im Kung-Fu oder im Yoga.

Beim **Yoga** kann im Grunde jeder ausprobieren, wie man Blockaden überwindet, um in den Flow und ins Embodiment zu kommen. Dabei spielt der Atem eine wichtige Rolle. Der Atem führt die Bewegung, und es ist dieses

Synchronisieren von Atem und Bewegung, das eine so wohltuende Wirkung entfaltet. Es gibt Übungen, Asanas, die fallen einem schwer. Und genau diese Übungen, in denen sich irgendwelche Blockaden regen, machen viele Yogaübende regelmäßig und spüren bewusst da hin, wo es schmerzt. Probiere es selbst einmal aus. Anstatt vor der Blockade zurückzuschrecken und vor dem Schmerzpunkt zu verharren, atmest du regelmäßig, langsam, sachte und immer tiefer in diesen Punkt hinein und bewegst dich Millimeter für Millimeter weiter in dieser Bewegung. Einatmen, ausatmen. Und dann entspannst du in Shavasana, der Ruhestellung zwischen den Übungen, die im Sanskrit «Totenstellung» genannt wird.

ÜBUNG:

STELL DICH TOT

Du legst dich flach auf den Rücken. Die Beine liegen entspannt auf dem Boden, sodass die Füße nach außen fallen; die Arme sind locker neben dem Körper, die Handflächen zeigen nach oben. Vielleicht brauchst du eine kleine Rolle unter den Knien, wenn dein Kreuz schmerzt. Schließ deine Augen. Und jetzt atmest du ein. Und atmest aus. Entspann deine Gesichtsmuskeln, Stirn, Augen, Wangen, Mund, Hals. Einatmen, ausatmen. Spüre, wo der Körper auf dem Boden aufliegt, und geh dann mit der Aufmerksamkeit weiter: Wie liegen Kopf, Schultern, Rücken, Becken, Oberschenkel, Unterschenkel, Fersen auf? So fühlst du den ganzen Körper vor dem Hintergrund der Atembewegung. Du spürst, dass du in Ruhe bist, aber nicht tot. Sondern vollständig und lebendig.

Es ist, als würde der Körper in Shavasana umprogrammiert durch ein Feedback. Denn die Ruhestellung ist nicht einfach nur eine Verschnaufpause, während der das parasympathische, entspannende Nervensystem aktiviert wird, sodass die Herzfrequenz sinkt, die Blutgefäße sich erweitern, die Verdauung wieder in Gang kommt und die Atmung ruhiger wird. In Verdrehung des

Augenscheinlichen ist diese Übung der Wachstumsschub nach dem Blockadeschmerz. Du lockerst Gefühle und die Gedankenkonstruktionen, die dir signalisiert hatten: heute nur bis hier und nicht weiter.

ETWAS SANFTER ist das **Qigong**. Mittels des Atems und fließender Bewegungen durchläuft der Körper verschiedene Formen, die oft eine Herausforderung für die Koordination sind, indem beispielsweise Arme und Beine entgegengesetzt ausgerichtet werden. Durch die langsam gehaltene Bewegung gleicht sich die Atmung dem Körper an. Dadurch bekommt man ein Schwere-Empfinden aus den Extremitäten und schließlich allen Körperzellen zurück. Das sensorische Feedback antwortet auf den motorischen Input, ähnlich wie beim Yoga. Aber in den viel langsameren Bewegungen des Qigong entsteht dieses Gefühl einer verdichteten Kraft, die im Asiatischen «Qi» genannt wird.

ÜBUNG:
GOLDENER BALL

Wir kennen eine ähnliche Qigong-Übung vermutlich alle aus unserer Kindheit: Wenn du deine Handflächen vor der Brust gegeneinanderlegst und wieder auseinanderziehst, zusammenlegen, auseinanderziehen, zusammenlegen, auseinanderziehen. Dabei übst du beim Zusammenlegen Druck auf die Handflächen aus, und während des Auseinanderziehens entspannst du die Hände. So als würdest du einen Ball fest zusammenpressen, lockern, halten.

Mit diesem Gewahrsein der Bewegung unserer Hände gehen wir in eine Grundübung des Qigong, das Wecken des Qi. Nimm die Ausgangsstellung ein – die Füße und Schultern sind parallel, Beine locker. Dann führ die aneinandergelegten Handflächen nach oben über den Kopf und von dort vor der Mittellinie des Körpers parallel nach unten, dabei zeigen die Handflächen zum Boden. Dabei kann das Gefühl entstehen, als drücke man einen Ball unter Wasser. Das wiederholst du einige Male und legst dann die Handflächen übereinander auf den Unterbauch, nimmst ein paar ruhige Atemzüge und spürst nach.

ETWAS ÄHNLICHES macht man mit einem Gegenüber im Tanz, in der Kontaktimprovisation, im Aikido oder im Tai-Chi. Im Chisau-Training des **Kung-Fu** gibt es eine Übung, die **«Klebende Hände»** genannt wird: Die Hände liegen auf den Händen des Gegenübers und lassen nicht zu, dass diese eine Angriffsbewegung vollziehen und zu einem durchdringen. So folgt man den Bewegungen des Gegenübers und wehrt den Angriff ab, der beispielsweise auf das Kinn zielt, denn man bleibt in Touch. Es sieht aus wie ein Tanz, aber es ist eine Kampfkunst mit gefühlter Bewegung. Und damit habe ich ein Gegenüber, ein Du, mit dem ich gemeinsam ins Embodiment gehe. Wir fühlen uns in der gleichen Bewegung. Mein Körper versteht unmittelbar den anderen Körper, zwei vereinen sich in einer Bewegung.

Und jetzt gehen wir ins Kino! In meiner Jugend waren es Kung-Fu-Filme mit Bruce Lee oder «Dirty Dancing» mit Patrick Swayze oder «Saturday Night Fever» mit John Travolta: Es geht um die **Ausdruckskraft von Körpern**, wenn sie darauf aus sind, etwas darzustellen, beispielsweise im Schauspiel.

Ich komme also aus einem Kung-Fu-Film mit viel Action und vielen Kampfszenen – und sofort gehe ich anders. Breitschultriger, leichtfüßiger, geschmeidiger, und dann mache ich Ausfallschritte und Luftkämpfe. Denn mein ganzes Wesen wurde ergriffen von der körperlichen Darstellung auf der Leinwand. Es gibt Bewegungen und Gesten, die gehen aus Filmen in die Geschichte ein. Wenn

heute auf einer Tanzfläche jemand einen seitlichen Ausfallschritt macht und den Arm mit ausgestrecktem Zeigefinger in die Luft reckt, wissen alle (zumindest aus meiner Generation): «Saturday Night Fever»! Später machte der gleiche Schauspieler mit der horizontalen Luftschere vor den Augen seinen Tanz in «Pulp Fiction» unsterblich. So brennen sich «Signature Moves» ins kollektive Gedächtnis ein. Heute kann jede mit einer einfachen Bewegung zum Ausdruck bringen, dass es ihr gerade um Spiderman, Beyoncé oder Kylian Mbappé geht.

Schauspielerinnen und Schauspieler können uns körperlich ergreifen und dazu bringen, sie sofort nachahmen zu wollen. Das liegt auch am System der Spiegelneuronen im Gehirn, die uns unablässig stimulieren, durch Nachahmung zu lernen. Diesen Effekt nutzen Schauspieler. Sie verkörperlichen Gefühle oder Gedanken und beeinflussen damit unser Empfinden. Es ist die professionelle Kunst, Embodiment lebendig werden zu lassen, weil man es professionell abrufen kann.

Kurioserweise hat schon das Zuschauen eine so starke Wirkung auf den Körper, dass wir durch das Beobachten von Turnern oder Sportlerinnen einen tatsächlichen Kraftzuwachs erfahren. Dazu hat die Sporthochschule Köln mal eine erstaunliche Studie gemacht, die immer wiederholt werden konnte: Zugucken beim Sport macht ein klitzekleines bisschen stärker. Das ist eine gute Nachricht für Couchpotatoes, die sagen können: «Ist doch alles okay, ich guck doch immer Sportschau.» Es kennt auch jeder, den es nach dem Zuschauen bei einem Tennisspiel

oder einem Slalomlauf auf den Platz oder die Piste zieht. Leider wird man so nicht zu Alexander Zverev oder Lindsey Vonn, aber die Beobachtung der Bewegung stimuliert fast automatisch und geht in Fleisch und Blut über.

ÜBUNG:
MACH JEMANDEN NACH

Wenn man den Gang eines Menschen nachmacht, bekommt man ein Gefühl dafür, wie sie oder er sich fühlen könnte. Folge einfach mal Leuten auf der Straße für ein paar Meter und lass dich in ihre Gangart fallen. Du wirst merken, dass du dich dabei anders fühlst als bei deinem üblichen Gang. Oder morgens vor dem Spiegel: Imitiere die Bewegungen von Schauspielerinnen und Schauspielern deiner Lieblingsfilme. Nicht die Signature Moves von Sportlern und Stars, sondern jene Körperhaltungen, die in bezeichnenden Szenen bestimmte Gefühle ausdrücken. Sofort wird sich ein Pathos über deinen Alltag legen, das all den normalen Bewegungen unter Hemd und Hose ein Schillern, ein Funkeln verleiht. Verhalte dich einfach mal so, als würde dich eine Kamera beobachten. Du wirst dich wie angeknipst fühlen und merken, dass du den Raum anders füllst: bewusster, präsenter. Und wenn du das öfter machst, kannst du, anstatt andere zu imitieren, in den Ausdruck deines eigenen Wesens kommen. Mach dich dir selbst bewusst, und du wirst automatisch eine Spannung und Haltung aufrechterhalten.

MANCHE MENSCHEN tun das mehr als andere. Es scheint ihnen ein Körpergefühl oder ein Körperdenken gegeben zu sein, die ihrer Haltung und Bewegung eine solche Präsenz verleihen, dass alle anderen es sofort spüren, wenn sie einen Raum betreten. Es ist, als würden sie mitdenken, wie sie körperlich kommunizieren.

ÜBUNG:
DEN KÖRPER SPRECHEN LASSEN

Den Körper kann man in Gesprächen bewusst einsetzen. Achte einmal darauf, und dann wirst du gewahr, dass du gerade die Beine genauso übergeschlagen hast wie dein Gegenüber. Offenbar seid ihr euch einig. Willst du diesen Eindruck nicht zu stark werden lassen, veränderst du bewusst deine Position. Oftmals macht man das, bevor man widerspricht. Dann beugt man sich vor oder verschränkt die Arme. Beobachte das mal!

Du kannst auch trainieren, je nach Situation ein Gesicht zu machen, in dem man lesen oder nicht lesen kann; eine Körperhaltung einzunehmen, die Gemeinsamkeit zeigt oder spiegelt; eine Ausstrahlung zu kultivieren, die Offenheit und Lebendigkeit stimuliert. So kannst du deinen sprechenden Körper mitdenken. Mach dir das öfter mal bewusst, dann wirst du in Gesprächen mehr erfahren – über dein Gegenüber und über dich selbst!

MAN KANN es natürlich auch übertreiben. Das sind dann Menschen, bei denen man spürt: Die halten sich für die Tollsten, Schönsten, Sexysten. Er oder sie ist nur

auf die Wirkung aus. Auch hier geht es also um das rechte Maß, die Mitte: ein natürliches oder authentisches Da-Sein und So-Sein, um unaufgesetztes Wirken durch pure Präsenz. Menschen, die mit sich im Reinen sind, erhalten dadurch eine gewinnende Aura, ein Charisma. Sie wirken, ohne um sich selbst zu kreisen, voll da, zugewandt, ehrlich und echt. Diese Art von Körperlichkeit fasziniert uns an Menschen. Sie erscheinen uns als reife Personen, reife Charaktere, die in ihrer Körperlichkeit, ihrer Wahrnehmung, ihrem Empfinden und ihren Gedankenkonstruktionen wirklich embodied sind. Sie scheinen nicht zu spielen. Sie sind einfach da, nehmen wahr, reflektieren und kommunizieren. Es ist, als ginge ein Flow durch ihr Zentrum und erzeugte eine perfekte, weil zugleich stabile und bewegliche Gravitation.

Oft ist das aber nur ein Moment. Keiner kann dauernd Jesus sein. Das wäre zu statisch und ginge nach hinten los. Vielmehr geht es um die Annäherung an ungespielte Präsenz oder Embodiment: wenn wir uns bewusst machen, wie unsere Körperhaltung auf unser Seelenleben wirkt; wenn ich wie Bruce Lee aus dem Kino komme, mit wachem und geschmeidigem Gang; wenn wir aufrecht und der Beobachtung bewusst dastehen, ohne uns zu verspannen; wenn du lächelst – in all diesen Fällen tut der Körper dem Kopf gut. Oder anders gesagt: Dann wirkt die Materie auf das Empfinden. Und umgekehrt.

Es sind andauernde Wechselspiele zwischen Körper, Kopf, Körper, die sich am deutlichsten im Gesicht zeigen.

Denn das Gesicht ist die Matrix des gesamten Körpers, hier sehen wir Gefühle, Gedanken und Charakter, weil sie sich einschreiben. Untersuchungen zeigen schon lange, dass ein proaktiv angewandtes Lächeln – wie es die Yogalehrerin im Kurs einfordert – tatsächlich antidepressiv wirkt. Selbst wenn es nicht so gemeint ist. Das Nervengift Botox, das bestimmte mimische Muskeln unbeweglich macht, beeinträchtigt möglicherweise das Denkvermögen: Wer sich die Denkerinnenfalte wegspritzt, kann sich nicht mehr so gut konzentrieren, das hat man untersucht. Wohingegen ein ausdrucksloses Gesicht, das wie erstarrt wirkt, für erfahrene Therapeutinnen das Zeichen sein kann, dass sie es mit einem schwer traumatisierten Menschen zu tun haben, dessen Fühlen und Denken erstarrt sind.

HEILEN DURCH DEN KÖRPER 2: LASS DICH BEWEGEN

Berührung tut gut, Berührung tut not. Sie macht gesund. Beispielsweise weiß man längst, dass untergewichtige Frühgeborene, die täglich eine Viertelstunde massiert werden, schneller an Gewicht zunehmen als andere. Der Psychologe Alan Fogel hat Paaren ein Berührungs-Protokoll vorgelegt, das sie eine Zeit lang täglich miteinander ausführen sollten, während ihre Stresshormone und ihre Zufriedenheit gemessen wurde. Natürlich stiegen die Level von Oxytocin, dem sogenannten

Bindungs- oder Kuschelhormon, und von Serotonin, das ruhiger und zufriedener machen kann. Fogel hat dies und weitere interessante Forschungen in seinem Buch *Selbstwahrnehmung und Embodiment in der Körperpsychotherapie* über die neurophysiologisch verkörperte Selbstwahrnehmung in Gestalt von Bewegungen, Empfindungen und Emotionen beschrieben.

Am einfachsten kann man sich dem Wohlgefühl bei einer Massage hingeben, dennoch wird dieser Aspekt oft vernachlässigt, da wir in einer zunehmend berührungslosen Gesellschaft leben. Vielen Menschen fällt Berühren und Berührtwerden schwer. Dabei spielen biografische Aspekte eine große Rolle: Hat man überhaupt Berührungen erlebt, und, wenn ja, wie? Ein Grundzustand von Gesundheit, das kann ich auch aus meiner Praxis sagen, ist Offenheit und Hingabe an die Situation.

In der Körpertherapie nennen wir es **«Hands-on»-Techniken**, wenn wir an Patienten Hand anlegen und damit versuchen, Blockaden zu lösen. Dabei werden oft auch Gefühle ausgelöst. Wie wir gesehen haben, gab und gibt es Therapieansätze, die dies auf bestimmte charakterliche Dispositionen beziehen. Ich versuche immer, die Patienten nicht direkt ins Kognitive zu ziehen, sondern sie möglichst offen in die jeweilige Körperregion hineinfühlen zu lassen: Welche Emotionen entstehen, wenn man sie an einer bestimmten Spannungsregion berührt und sie den Körper da spüren, fühlen, denken? Es erscheint nämlich sehr oft so, als wäre die muskuläre Aktivität abgekapselt oder unterdrückt von möglichen Ge-

fühlen und Gedankenkonstruktionen. Die semantischen Verbindungen liegen hinter den somatischen Spannungen. So erzeugt der Körper Sinn.

Ich hatte eine Patientin, die über Schmerzen im unteren Rücken und Spannungen klagte, die ins Kreuzbein zogen. Wir haben eine Technik, bei der man von vorne über den Bauch mit dem Kreuzbein in Kontakt geht. Dabei legt man die Hand zwischen Unterbauch und Schambein. Unter dieser Berührung erstarrte die Patientin. Natürlich ist es für Frauen, die zum ersten Mal zu einem Osteopathen kommen, unter Umständen überraschend und ungewohnt, dass er eine Hand auf diese Region legt. Aber mit ein wenig Erfahrung spürt man genau deutliche Unterschiede. Ich merkte, dass sie sich sehr unwohl fühlte, und bat sie zu beschreiben, was in ihr vorgeht. Sie sagte, es mache ihr Angst, und dann begann sie zu schwitzen und zu zittern, zu weinen und zu schluchzen. Es war eine starke **emotionale Entladung**. Als Therapeut versucht man, die Patientin durch verbale Ansprache dazubehalten, damit sie im Hier und Jetzt verankert bleibt und nicht vollkommen in einen Weinkrampf entgleitet. Gegen Ende der Behandlung begann sie von einer Missbrauchserfahrung in ihrer Kindheit zu erzählen und sagte, sie habe gedacht, dass das eigentlich bearbeitet sei. Offensichtlich haben sich bei ihr auf einer somatischen Ebene Reste im Körper abgekapselt. Sie hat das Trauma also vielleicht mal analytisch und kognitiv mit einer Therapeutin durchgearbeitet. Aber das heißt nicht, dass es sich auch in der Körperlichkeit gelöst

hat. Der Körper ist eben eine weniger feinstoffliche Materie und dadurch beharrlicher und zuweilen weniger flexibel. Es kann vielen Menschen passieren, dass sie bei körperlicher Berührung oder Behandlung überraschend stark emotional reagieren. In meiner Praxis passiert das häufig.

Schwieriger ist es, mit aggressiven Reaktionen umzugehen, wenn etwa Patienten während der Behandlung einer Region mit starker Wut reagieren. Das kann zunächst nach Schmerz aussehen, ist aber oftmals eine Abwehrreaktion, die verhindern will, auch emotional berührt zu werden. Beispielsweise hatte ich eine Patientin, die plötzlich ausrastete, als ich in der Untersuchung – bei der ich, wie gesagt, den gesamten Körper von Fuß bis Kopf an etwa 400 Stellen abtaste – im Kopfbereich an der Kaumuskulatur ankam. Ich strich über den Kieferbereich, und dann kam ziemlich unmittelbar dieses charakteristische Zucken das Mundes, wenn ein Mensch große negative Gefühle zu unterdrücken versucht. Es kann Wut sein, Zorn, Traurigkeit. Das brach aus ihr heraus, und sie weinte 25 Minuten ohne Unterlass. Ich blieb mit den Händen sehr vorsichtig in dieser Region. Ich untersuchte sie nicht weiter und sprach auch nicht viel. In einer solchen Situation schämen sich die meisten Menschen, und als Therapeut versuche ich dann, diese Scham zu neutralisieren, indem ich ihnen vor allem körperlich vermittle: Es ist gut so, wie es ist, lass es raus, ich begleite dich. Einige Menschen gehen sogar zu Körpertherapeuten, um genau solche Dinge zu erleben, weil sie schon wissen, dass die Osteopathie

Emotionen aus dem Körper freisetzen kann. Aber für die meisten ist es eine Überraschung. Ich ermutige sie dann, es fließen zu lassen.

ÜBUNG:

WEINE, LASS ES FLIESSEN

Weinen will wieder gelernt sein. Die meisten von uns unterdrücken es, weil wir das Gefühl haben, damit Schwäche zu zeigen. Aber lass es kommen, wenn du dich gegenüber einem vertrauensvollen Menschen darin gerade sicher fühlen kannst. Lass den Körper machen. Denn was da in den Flow kommen möchte, ist im Körper gespeicherte Geschichte. Und nicht der innerste Kern deiner Persönlichkeit, für den du dich schämen müsstest. Du wirst weich, und wenn die Tränen fließen, werden Serotonin und Endorphine freigesetzt. Deshalb fühlt man sich nach dem Weinen erleichtert.

INDEM ICH meinen Patienten erkläre, dass sich im Weinen eine im Körper gespeicherte Blockade löst, bringe ich das Weinen auf eine physiologisch hilfreiche Ebene. Aber ich benutze nicht starre symbolische Zuschreibungen zu bestimmten Körperregionen, wie man es früher machte, denn auch das ist letztendlich eine Gedankenkonstruktion, und von denen wollen wir uns ja lösen.

Bei der schluchzenden Patientin habe ich jedenfalls dafür Sorge getragen, dass sie sich körperlich beruhigte, ohne das Ereignis zu intellektualisieren. Als Patient gehst

du ja aus der Behandlung und denkst: Was war das denn? Was hat das zu bedeuten? Und oft thematisieren es die Menschen in der nächsten Sitzung ganz von selbst. So funktioniert der Heilungsprozess, der angestoßen wurde durch die Berührung an der Blockade: bottom-up, vom Körper zum Geist.

Zu emotionalen Entladungen kann es aber auch in alltäglicheren Situationen kommen. Vermutlich haben viele schon mal erlebt, dass es während einer Yogastunde kommen kann. Plötzlich fängt neben dir im Raum jemand zu weinen an, manchmal immer nach der gleichen Asana. Yoga provoziert die im Bindegewebe gespeicherten Spannungen. Sie werden getriggert, durch die Atmung dynamisiert und freigesetzt. In der Ruhe der Totenstellung steigt dann zusammen mit Bildern das Gefühl auf. Ebenso kommt es vor, dass man immer an der gleichen Stelle an ein bestimmtes Bild denken muss. Es ist verknüpft mit einer bestimmten Bewegung, einem bestimmten körperlichen Zustand. Nicht immer löst sich damit das Problem. Es muss zumeist auch durchgesprochen werden. Ein Gegenüber, das aufmerksame Fragen stellt und ehrlich zuhört, kann dabei helfen.

Dieses Konzept von Traumata als abgelegten emotionalen Dysfunktionen wurde in der Osteopathie systematisiert durch den Arzt John Upledger. Er befasste sich vor allem mit einem Teilbereich der Osteopathie, der **craniosacralen Methode**, in der mit Leichtkontakten gearbeitet wird. «Cranium» ist der Schädel und «Sacrum» das Kreuzbein. Upledger bezeichnete sie als seine Therapie

und unterrichtete sie ausschließlich, ohne die anderen osteopathischen Vorgehensweisen wie Knacktechniken oder andere Techniken, bei denen man auch mal mit Kraft zugreift. Bei den leichten Berührungen erlebt man oft somato-emotionale Releases, wie er es nannte. Denn der cranio-sacrale Touch ist eine Berührung, die stark aufs Horchen angelegt ist: Wir sprechen von «horchenden Händen», und der Patient empfindet diese Berührungen oft als «denkend» oder «intelligent».

Es ist also keine Hand, die nur agiert, die Bindegewebe dehnt oder Gelenke manipuliert. Sondern eine Hand, die auch reagiert und in Resonanz geht. Dadurch entspannen sich Patienten und lassen sich ins Fühlen fallen. Upledger bezeichnete die Blockaden als «emotionale Zysten». Eine Zyste ist eigentlich ein mit Flüssigkeit gefüllter Hohlkörper. Für ihn war die Zyste im übertragenen Sinn mit Emotionen gefüllt.

Es ist faszinierend, wie Körper auch ohne Worte sprechen. Sie zeigen Verletzungen, Blockaden, Probleme, die nicht überhört werden können. Anders als im analytischen Gespräch, in dem der Mensch einem Therapeuten gegenüber oft erst mal ein Bild seiner selbst abzugeben versucht und wo der Therapeut geschult sein muss, um subtile Hinweise auf Konflikte oder Probleme zu finden, die einen in den Keller führen können. Der Körper verschweigt nichts, er zeigt alles. Umso mehr, wenn man in körpergestützten psychotherapeutischen Therapien geschult ist und dadurch die Dissoziation vom Körper auf Fühlen und Denken überbrücken kann.

FASTEN

Fasten ist ein Blockadelöser und Flow-Bringer par excellence, und was die Menschen in den meisten Kulturen schon lange wissen, wurde in den letzten Jahren auch wissenschaftlich bestätigt: Fasten ist heilsam. Wir steigen direkt ein mit meinem Erfahrungsbericht über eine siebentägige Fastenzeit.

Tag eins ist einfach, zumindest für Leute wie mich, die fast aus einem inneren Impuls heraus intervallfasten: Ich frühstücke nicht und esse am frühen Nachmittag zum ersten Mal. So liegen zwischen der letzten Mahlzeit des Vortags und der ersten Mahlzeit des Tages ca. 16 Stunden. Seit ich weiß, dass das gesund ist, fühle ich mich noch besser.

Tag zwei und drei: Die Speicher leeren sich, mein ganzes Wesen fährt auf den Notfallmodus herunter, und ich fühle mich sehr schwach. Körperlich und geistig bin ich wie ausgesaugt. Alles in mir scheint sich auf mich zurückzuwerfen. Als wäre der Stecker gezogen. Im Grunde fühle ich mich krank. Ich bin ganz bei mir, ganz still. Ich möchte nur liegen, meinen Organismus beobachten und nicht nach außen in Kommunikation treten, sondern nur Zeit mit mir selbst verbringen. Fasten ist ein radikaler Abbruch der Alltagsgewohnheiten. Es wird einem plötzlich bewusst, wie sehr das Leben durch die Nahrungsaufnahme bestimmt ist. Einkaufen, Kochen, Essen, morgens, mittags, abends. Das macht den Rhythmus aus, und es erfordert Zeit. Plötzlich ist all das weg, und du bist auf dich

zurückgeworfen. Das ist ein starker Moment des Embodiment, denn du kommst zu dir.

Mit Krankheitsgefühlen verbindet man nichts Gutes. Aber sie existieren, und offenbar ist dieser Prozess der Schwäche und Zurückgeworfenheit etwas, durch das man hindurchmuss, um wieder gesund zu werden. Das Blockadegefühl durchdringt alles, den Körper, den Geist, das Denken. Du wirst zentripetal, alles dreht sich in dich hinein. Du hast keine Energie mehr zu veräußern, sondern konzentrierst dich auf dich selbst. Das ist der Reset des Systems.

Aus physiologischer Sicht beginnt der Körper, seine Zellen in einen Ruhezustand zu versetzen. Der Stoffwechsel fährt herunter. Diesen Prozess können nur gesunde Zellen durchlaufen – krankhaft veränderte Zellen können das nicht. Ihnen fehlt die genetische Information zum Reset. Das bedeutet, dass die entarteten Zellen jetzt vom Immunsystem besser erkannt und aussortiert werden können. Es beginnt die Aufräumarbeit. Denn das Immunsystem schläft nie, es muss uns nach außen schützen und innen aufräumen. Dazu gehören die Fresszellen, Makrophagen, die fehlentwickelte oder schadhafte Zellen abräumen. Das kann sich auch in Jucken und Schwitzen äußern, denn der Körper wird über die Lymphen, die Verdauung und die Haut entgiftet. Deshalb ist es ratsam, den Körper zu Beginn des Fastens mit oral eingenommener Glaubersalzlösung zu spülen, statt nur rektale Einläufe zu machen. So werden die belastenden Stoffwechselprodukte von oben bis unten ausgeschwemmt.

Diesen Prozess der Restaurierung nennt man Autophagie (von altgriechisch «autophagos»: sich selbst verzehrend), und ab dem **dritten Tag** des Fastens ist er allmählich abgeschlossen. Jetzt dreht sich der Organismus allmählich, und man kann Energieschübe bekommen. Deswegen gibt es Fastenwandern, durch Bewegung und Atmung wird zudem der Abbauprozess unterstützt. Manche trinken Säfte und Brühen, aber die Autophagie wird am besten unterstützt, wenn man es bei Wasser belässt. Denn Brühe enthält Nährstoffe, und solange die noch im Angebot sind, gehen die Zellen nicht in den Lockdown. Interessanterweise hat man auch meistens keinen Hunger mehr. Aber Appetit. Im Kopf spiele ich dann grandiose Menüs durch, manchmal blättere ich sogar in Kochbüchern und deklariere das als kreativen Umgang mit dem Craving. Dieser Begriff kommt aus der Suchttherapie und bezeichnet das Verlangen nach dem Stoff, das wir auch beim Fasten haben. Das Verlangen oder Begehren, die Lust, können wir ja mit Freud zu kulturellen Leistungen sublimieren, und so entstehen im Fasten vor meinen Augen die schönsten Kochbücher. Kochbücher sind – wie Pornografie für jene, die nicht zum Lieben kommen – eine sublimierte Kunstform, wenn man sich körperlich zurückhalten muss.

Und schließlich kommt **Tag 7**, der erfüllende Moment der erneuten Nahrungsaufnahme, bei der man klein beginnt: mit einem Apfel, etwas Reis oder einer Gemüsebrühe, um den Körper nicht zu belasten. Dieser erste Biss in den rotgrünen Apfel mit seiner Rundheit und Saftig-

keit, das Symbol des Verführerischen, ist herrlich; es knackt im Mund, der Saft rinnt in den Schlund, auf der Zunge spielt sich ein Feuerwerk der Sinneseindrücke ab, alles fließt. Das sind einzigartige Glücksgefühle im ganzen Körper. Man fühlt sich genährt, umsorgt, selbstgeliebt, und es ist eine Genugtuung. Fast wie eine heilige Handlung, ein direkter Ausdruck von Geben und Nehmen zwischen Natur und Lebewesen. Essen ist Verbundenheit. Daher verbinden wir es mit Zuneigung, Liebe, Sinnlichkeit und Sinnhaftigkeit.

Man setzt das Fasten auch ein, um Chemotherapien bei Krebs verträglicher zu machen, da die Autophagie den Abtransport schädlicher Zellen unterstützt. Man kann schon an Tieren beobachten, dass sie nichts mehr zu sich nehmen, wenn sie krank sind, um das Magen-Darm-System nicht unnötig zu belasten. Das ist bei Krankheit ein normales physiologisches Geschehen.

Zu den Wirkungen des Fastens gibt es immer mehr Studien. Eine der ersten wurde in den 1950er-Jahren von der World Health Organisation (WHO) veröffentlicht. In einer psychiatrischen Klinik hatte ein aufsichtsführender Arzt beobachtet, dass sich die Stimmung eines depressiven Patienten, der die Nahrung verweigerte, nach einiger Zeit aufhellte. Damals war es üblich, die Patienten dann zwangszuernähren. Der Arzt untersuchte die Wirkung des Fastens bei anderen depressiven Patienten, und auch ihnen ging es besser. Das weitete er auf andere psychiatrische Krankheitsbilder aus und beobachtete parallel, dass sich Begleiterkrankungen ebenfalls verbesserten,

vor allem jene aus dem Bereich der entzündlichen Autoimmunerkrankungen wie Asthma oder Rheuma. So erlebte das Heilfasten in den 50er-Jahren den ersten Boom auch in säkularisierten Gesellschaften, die nicht mehr wie im Christentum, im Islam und in den meisten anderen Kulturen das Fasten in den Ablauf des Jahres integriert haben.

Seither sind die Erkenntnisse über die gesundheitsfördernden Effekte des Fastens stetig gewachsen, und man muss sich wundern, warum es nicht ein standardisiertes Heilmittel in den gesundheitsversorgenden Systemen ist, gern auch mit Begleitung durch Fachpersonal. Der Naturheilarzt Andreas Michalsen vom Immanuel-Krankenhaus in Berlin hat mal gesagt, wenn die Wirkungen des Fastens in eine Pille zu packen wären, dann würde das Telefon bei ihm nicht mehr stillstehen; denn alle Pharmafirmen würden mit ihm arbeiten und Studien auflegen wollen. Aber weil man damit so wenig Geld verdienen kann, wird das Fasten nicht weiter gefördert. Würden die Kassen eine einwöchige Fastenkur für 1000 Euro finanzieren, würden sich die Ausgaben für Heilmittel in dem betreffenden Jahr mindestens um diese Summe verringern.

Das Fasten hat allerdings seine Grenzen, man denke nur an die Magersucht, über die wir bereits gesprochen haben und wo deutlich wurde, dass das Verhalten der Betroffenen auf ein verschobenes oder gestörtes Körperschema zurückgeht. Auf Außenstehende wirken Essstörungen seltsam. Trotzdem scheinen viele von uns im Ringen um Kontrolle über ein Leben, das uns offensicht-

lich zu komplex und kompliziert geworden ist, eine Form von Essstörung entwickelt zu haben. Wer isst schon noch, was auf den Tisch kommt? Es wirkt wie ein angestrengter Selektionsprozess, der weniger mit Sinnlichkeit als mit Funktion zu tun hat: Der Kopf kontrolliert den Körper, weil wir glauben, den Überblick und die Einsicht verloren zu haben. Es ist nicht der Körper, der sich bottom-up durch sinnliche Empfindung gut fühlen darf. Dann wieder versuchen wir, anhand «intuitiven Essens» erneut zu lernen, das rechte Maß zu fühlen und einfach nur zu essen, was guttut.

Das hat auch Buddha beim Fasten verstanden. Einmal scheint er sich Gewalt angetan und beinahe zu Tode gefastet zu haben, um zur Erleuchtung zu gelangen. Ein Ziegenhirte fand ihn halb verhungert unter einem Baum liegend und päppelte ihn mit ein bisschen Milch wieder auf. Und der Buddha kam zu der trivialen Erkenntnis: Sich auf der Suche nach Erleuchtung an den Rand des Todes zu bringen, ist beknackt! So entstand die Philosophie des mittleren Weges: Nicht die Extreme sind erstrebenswert, sei es die totale Fülle oder die totale Leere, sondern die Mitte. Wie bei einem gut gestimmten Saiteninstrument kommt es auf die rechte Spannung an.

Dass Essen nicht nur essenziell, sondern auch das totale Embodiment ist, wird einem durch das Fasten bewusst. Und man nimmt sich vor, das Essen wieder bewusster zu zelebrieren. Denn Leben geht halt durch den Magen.

MEDITATION

Die Meditation begleitet mich schon seit vielen Jahren. Es ist eine Praxis, in der man nichts anders tut, als zu sitzen. Und dennoch passiert währenddessen unglaublich viel. Wenn wir beharrlich praktizieren, können wir in eine Auseinandersetzung mit uns selbst kommen, die heilsam ist. Denn die Prägungen, die wir immer wieder durchleben, werden durch die Meditation aufgelockert, sie bekommen Raum und verlieren ihren übermäßigen Einfluss auf unser Denken, Fühlen und Handeln. Ich bin durch das Zen mit der Meditation in Kontakt gekommen, und die Meditation des Zazen zeichnet es aus, dass sie einen sehr körperlichen Angang ans Meditieren hat. Es wird die präzise Haltung trainiert, und damit wollen wir die folgende Übung beginnen.

ÜBUNG:
HINSETZEN/ZAZEN

Für die Zen-Meditation sucht man sich einen ruhigen, gut belüfteten Ort. Es kann in der Wohnung sein, draußen oder in einem Dojo (so heißen die Übungsorte für Kampfsport und Meditation). «Zazen» heißt einfach nur: sitzen. Dafür hat man das Zafu, ein kleines rundes Kissen, das zumeist mit einer Art Wolle gefüllt ist. Das kann man auf eine Decke legen, um die Knie zu schonen, denn wenn man sich auf das Zafu setzt, wird der Po leicht erhöht, und die Knie sind dem Druck des Gewichts ausgesetzt. Es geht aber auch ohne Zafu, indem man sich eine Decke zusammenrollt oder faltet. Das mache ich, wenn ich mal unterwegs bin.

Man setzt sich auf die Mitte des Kissens und legt die Beine vor sich verschränkt auf den Boden, idealerweise den Fuß auf den gegenüberliegenden Oberschenkel oder zumindest den Unterschenkel. Das wäre dann der Halbe- oder der Viertel-Lotus-Sitz. Wer so nicht sitzen kann, kann sich auch im Reitersitz auf ein Kissen setzen. Wichtig ist, dass die Knie am Boden sind und mit dem Po zusammen ein Dreieck bilden. Das ist die stabile Basis der Haltung. So sitzt das Becken in der Mitte, zwischen den Geschlechtswerkzeugen

und dem Anus auf dem sogenannten «Jen-Mo-Punkt». In der Anatomie nennt man diesen Muskel den Musculus pubococcygeus, er umgibt den Beckenboden. In der chinesischen Medizin wird er als der erste sogenannte Quellpunkt gesehen, als Sammelpunkt für Qi. Er befindet sich zwischen dem Kreislaufsystem zweier zentraler Meridiane, die beide durch die Körpermitte gehen. Wir fühlen diesen Punkt, wenn wir mit dem Becken vor- und zurückrollen, zwischen den knöchernen Sitzbeinhöckern im Po und dem Schambein, und dann das Becken einfach frei nach hinten fallen lassen. Dann sitzen wir auf dem richtigen Punkt. Das ist das Fundament unserer Haltung. Darüber richtet sich unsere Wirbelsäule auf, und durch leichtes Einziehen des Kinns streckt sich unser Nacken etwas nach oben. Unser Kinn gleitet also nicht nach vorne, sondern wir brauchen diese Energie, die entsteht, weil unser Kinn beim Einziehen den Nacken leicht nach oben streckt. Dadurch öffnet sich die Schädelbasis hinten, und die Hirnnerven – der Vagusnerv, der Schulterheber, der Kopfwender und der Zungennerv – können frei austreten und sich entspannen. Die Schultern fallen herab. Die linke Hand liegt in der rechten, wobei die Daumen gegeneinander abgestützt in einer exakten Waagerechten sind und die Kanten der kleinen Finger am Unterbauch anliegen. So bilden die Hände ein Oval, das man das

«Mudra der Gelassenheit» nennt. Die Nase ist, so steht es in den Anleitungen von Dogen Zenji, einem japanischen Meister des sechsten Jahrhunderts, über dem Bauchnabel, die Ohren über der Schulter und die Schultern über der Hüfte.
Wir entspannen unser Gesicht und legen unseren Blick auf einem Punkt ab, der im 45-Grad-Winkel unten am Boden ist oder an der Wand, vor der wir sitzen. Die Augen sind also nicht geschlossen, sondern wir lassen den Blick leicht vor uns ruhen und entspannen unsere Stirn, unsere Wangen, unseren Mund und unsere Kiefermuskeln. Die Zahnreihen liegen aufeinander, die Zunge liegt flächig am Gaumen.
Wir atmen einmal tief durch den Mund aus, dann drei Mal ein und aus, das entspannt das Zwerchfell. Jetzt geht die Atmung weiter durch die Nase. Das geschieht in dieser Haltung ganz automatisch. Denn sie kommt aus dem Beckenboden, dem Fundament, auf dem wir wie ein Berg sitzen, und streckt sich durch den Körper entlang der Wirbelsäule zum Himmel.
Nach einer Weile beginnt unser inneres Theater vor unserem inneren Auge. Meist tauchen Szenen aus der jüngsten Vergangenheit auf. Szenen von der Fahrt zur Arbeit am Morgen, von Gesprächen am Kaffeeautomaten oder vielleicht das erste Telefonat, das wir geführt haben. Es kommen Einfälle für die Zukunft, Telefonate, die wir führen

müssen, wen wir treffen wollen. Wir fangen an, kreativ zu werden, das und das könnte ich bei dieser und jener Aufgabe noch ein bisschen besser machen. Die Bühne unseres inneren Theaters bevölkert sich, und wir schauen jetzt bei dem Theater einfach nur zu.

Anfangs sind wir damit sehr verbunden. Wir stehen auf der Bühne und gestalten das ganze Theater mit. Im Laufe der Zeit betrachten wir es aber immer stärker aus der Position unseres Körpers heraus, aus unserer Atmung, unserer Haltung.

Der Atem belebt unsere Haltung und ist ein Wind für die Segelschiffchen unserer Gedanken, die dadurch immer im Fluss bleiben. Es passiert natürlich auch, dass wir uns in Gedanken verwickeln, dass wir eine Idee konzentriert verfolgen, dass wir innerlich vielleicht ganze Konzepte entwerfen. Das sind normale Prozesse, das ist Kreativität. Wir sollten uns dafür nicht schelten. Normalerweise versucht man beim Meditieren, sich davon zu distanzieren und immer wieder auf den Körper zu konzentrieren. Ich finde aber, man kann auch einfach mal richtig reingehen in Ideen, sie durchdeklinieren, und alles in seinem kreativen Überschwang erleben.

Über kurz oder lang erschöpft sich das Theater, unsere Atmung wird lang und gleichmäßig. Wenn wir die Atmung über die Nase mehr in den

Unterbauch lenken und dort mit der Wahrnehmung verweilen, bekommen wir Einfluss auf die Dynamik des Theaters und können das Feuer ein bisschen rausnehmen. Dabei werden wir ruhiger. Man kann auch das Gegenteil erleben, dass man zu ruhig wird, sich schläfrig fühlt und in Traumphasen eintritt. Dann ist es gut, die Aufmerksamkeit der Atmung wieder weiter nach oben in den Bereich von Nase und Augen zu bringen. Auf die Art und Weise erwachen wir mehr zur Präsenz unseres Körpers.

Sind wir anfangs noch sehr im Kopf, in unserem Erleben und unserem inneren Theater, entspannen sich irgendwann die Schultern und der Bauch, und wir erleben, wie sich der Atem gleichmäßig in allen Zellen des Körpers ausbreitet. Es fühlt sich an wie eine homogene Geschmeidigkeit im ganzen Körper. Als wäre man ein Sack Gel, eine Qualle, ohne Knochen und Organe, homogen.

Und mit dieser Durchlässigkeit des Körpers öffnen sich auf einmal unsere Sinne, und wir fangen an, wieder zu hören. Waren unsere Ohren vorher auf unser inneres Theater ausgerichtet, öffnen sie sich nun für die Umgebung, und wir nehmen alle Geräusche um uns herum wahr, aber ohne uns von ihnen stören zu lassen. Wir nehmen auch den Raum zwischen den Geräuschen wahr. Unsere innere Stille ist wie ein Spiegel der Stille, die zwischen den Geräuschen liegt. So öffnet sich

unser Blick, während er auf dem Punkt ruht, und entspannt sich nach außen. In diesem Moment verschmelzen alle Sinne des Gesichts und unsere Körperwahrnehmung, weil wir durch unsere Haltung geatmet werden. Es manifestiert sich eine Ruhe. Alle Erscheinungen unserer Gedanken, unsere aufkommenden Emotionen, die Zipperlein unseres Körpers, die Phänomene außerhalb des Körpers finden statt vor dem Hintergrund der Stille und Ruhe, in der wir sind. Wir erwachen zu unserem Körper, unseren Sinnen und erleben Emotionen, Gedanken, aus dem Bewusstsein dieser Körperlichkeit heraus.
Diese Art des Flows heißt im Buddhismus und im Yoga «Samadhi», Präsenz von Ruhe. Sie ist nicht abgetrennt von Geräuschen und den Erscheinungen unseres Innenlebens, sondern das alles geschieht vor dem Hintergrund dieser Ruhe. Es stört sich nicht gegenseitig. Wir sind wie ein Berg, vor dem die Wolken vorbeiziehen; sie stören den Berg nicht.
So verläuft eine Sitzung. Das kann man zunächst fünf Minuten lang versuchen, dann zehn, dann 20. 20 Minuten sind ein gutes Maß für den Alltag. Im Zen-Dojo sitzt man meist 30 bis 40 Minuten in zwei Runden, zwischen denen eine Geh-Meditation stattfindet.

WARUM TUT das gut? Ich habe das Gefühl, dass das Theater, das ich erlebe, durch das Zazen wie in einem Katalysator verdichtet wird und dadurch den Alltag beruhigt. Man arbeitet im Zazen viel auf. Und das nicht primär auf einer analytisch-rationalen Ebene durch Gespräche, Gedanken, Diskurs, sondern tiefer, auf einer körperlichen Ebene. Die Körperlichkeit übernimmt.

Es entsteht eine wohltuende innere Ordnung. Daran erkennt man, dass das, was nicht gut war, nicht nur von außen kam. Natürlich ist die Außenwelt das, was uns oft in Aufregung versetzt, wozu wir uns in Beziehung setzen und womit wir uns verbinden. Aber das Außen ist nicht schuld daran, dass wir uns in Aufregung empfinden. Wir bekommen jetzt zu spüren, dass wir selbst etwas tun können. Denn wir erleben die Unruhe als Emotion, die nicht andauern muss, sondern die sich mit dem Sortieren des Prozesses verändert, beruhigt, verschwindet. Ich nenne es auch «Defragmentieren», denn es ist ähnlich, als wenn man den Computer ab und zu neu sortiert, also defragmentiert. Und damit taucht ein Zutrauen auf, eine Zuversicht, dass man Klarheit gewinnt und erkennt, wo der Weg langgehen könnte.

Diese Prozesse brauchen ein bisschen Zeit, sie brauchen einen Raum und Konzentration. Im Leben benötigen wir solche Zeiträume, in denen wir nicht handeln. In denen wir nicht bestimmten Gedanken anhängen, folgen, sie nähren und dadurch verlängern. Es sind neutrale Zeiträume, Pausen, in denen wir einfach nur da sind und unsere Gedanken und Gefühle bezeugen. Weder weichen

wir ihnen aus, noch pushen wir sie, sondern wir beobachten einfach.

Ich glaube, es braucht den Raum der Meditation im Leben. Für mich ist es das regelmäßige Sitzen im Zazen. Für andere ist es Yoga, Wandern, oder sie erleben Ähnliches auf bestimmten Reisen.

Es ist aber in der Meditation oft nicht so, wie man sich das im Klischee vorstellt: dass man sich hinsetzt, zum Punkt der Ruhe und des Nirwanas kommt, und dann ist alles nur noch eitel Sonnenschein, Stille und Harmonie. Es ist eher das Gegenteil! Erst wenn man still sitzt, merkt man, was da alles in einem drin ist. Was einen bewegt, beschäftigt, umtreibt. Und wenn man eine Weile so gesessen hat und diesen Prozess miterlebt, blubbert sich das immer weiter aus, ordnet sich ein bisschen, und man merkt, wie allmählich die Erleichterung des Körpers stärker in das bewusste Erleben eintritt. Die Wahrnehmung wird nicht mehr absorbiert vom Innenleben, von Gedanken und Emotionen, sondern die Sinne werden frei für all die anderen Dinge, die uns ausmachen. Als käme der Beobachter in uns, der ständig auf den inneren Radio- und Fernsehsender fixiert ist, wieder in der Körperlichkeit an. Man spürt Leichtigkeit oder Schwere. Man denkt: Ah okay, ich sitze ja hier in einem Körper, und da arbeitet die Atmung, sie kommt, und sie geht und macht den Körper geschmeidig. Manchmal merkt man auch erst mal die Anspannung, vielleicht in der Schulter oder im Lendenwirbelsäulenbereich. Aber gleichzeitig mit der Beobachtung fangen diese Spannungen an, sich aufzulösen. Die ande-

ren Sinne wie das Hören sind nicht mehr nach innen, auf unsere inneren Monologe, Dialoge, Kakofonien gerichtet, sondern wir hören jetzt die Geräusche unseres Körpers, unsere Atmung, die Atmung der Nachbarin, das Rauschen des Windes, das Zwitschern der Vögel.

Und dann hört man sogar die Stille zwischen all diesen Geräuschen – und das scheint ein und dasselbe Erleben zu werden wie die Wahrnehmung der Körperlichkeit. Alles wird in diesem Moment eins. Ohne dass der Geist seine trennende Aktivität fortsetzt, wie er es sonst so oft tut, wenn er denkt, unterscheidet und bewertet. Auf einmal fallen diese Prozesse völlig weg, und man kommt in ein universelles Rundum-Empfinden, das alle Sinne in diesem einen Moment miteinander verschmelzen lässt. Das ist eine erstaunliche Erfahrung. Denn entgegen Descartes' «Ich denke, also bin ich» denke ich nicht, und dennoch bin ich. Und dieses Super-Surround-System basiert stark auf dem Körperempfinden. Dabei ist nicht immer alles zeitlich total koordiniert, sondern es ergibt sich ein kontinuierlicher Fluss von Momenten, in denen man in Ruhe ist, und von Momenten, in denen die innere Beschäftigung wieder loslegt, die ja auch zu Blockaden führen kann.

Je länger man meditiert, desto eher kommt der Körper über das Alltagserleben hinweg. Er hat sich daran abgearbeitet, und jetzt beschäftigt er sich mit älteren Mustern, die hochkommen.

Bei Sitzmarathons ist man klassischerweise am ersten Tag damit beschäftigt, das aktuelle Tagesgeschehen ab-

zuarbeiten, anschließend fällt man oft in eine Art Ruheloch. Scheinbar gibt es für den Kopf nichts mehr zu tun, und damit tut sich eine unglaubliche Müdigkeit auf, die im Körper steckt. Man hat das Empfinden, dass all das, was einen im Alltag beschäftigt, derart viel Energie kostet, dass es, wenn es abgestellt ist, einen Rebound, einen Rückschlag in den Körper auslöst. Dieser kann aufatmen, ist nicht mehr beschäftigt mit all den autonom arbeitenden Prozessen wie: morgendliches Aufstehen, zur Arbeit fahren, die professionalisierten Arbeitsprozesse und Abläufe innerhalb der Familie organisieren und all die anderen eingeschliffenen Programmkreisläufe, die wir körperlich verinnerlicht haben. Die fallen weg. Dann läuft das auch geistig aus wie ein Tonband auf der Spule, und es kommt der Akku in Erscheinung, der durch diese Programme die ganze Zeit wiederaufgeladen wurde – und es tut sich ein Energieloch auf, in das man am zweiten Tag stürzt. Da muss man aufpassen, dass man sich an der Wand, vor der man sitzt, nicht die Nase bricht, weil man ständig einschläft und nach vorne kippt. Ist alles schon vorgekommen!

Die Atmung ist die Schnittstelle zwischen Körperlichkeit und den mentalen Prozessen. Sie balanciert auf Ebene des Stammhirns sehr effektiv das vegetative Nervensystem aus. An Tag 3 ist man schon ein gutes Stück kraftvoller, ähnlich wie beim Fasten an Tag 4. Dann kann es passieren, dass man in Phasen kommt, in denen im Kopf nicht mehr viel passiert, und man anfängt, sich fürchterlich zu langweilen. Man denkt: Meine Güte, ist das öde!

Warum tu ich mir das bloß an? Was soll der Stuss? Man fängt wieder an, sich mit sich selbst zu beschäftigen. Sonst ist ja scheinbar nichts da, in der Stille mit dem Körper. Meditieren ist nicht immer das reine Zuckerschlecken. Und jetzt tauchen allmählich tiefer liegende Programme in uns auf, die mehr mit den Prägungen unserer Persönlichkeiten zu tun haben.

Das Tieferliegende wird vermutlich über die Haltung in der Meditation getriggert, durch die Ausrichtung in die geraden oder defragmentierenden Linien der Körperlichkeit. Diese ziehen kontinuierlich an den Stellen, an denen wir Blockaden haben. Hinter den Blockaden stecken in der Tiefe manifestierte Emotionen, Gedankenkonzepte, Erinnerungen, Erfahrungen. Sie spüren wir nun in den Fühlern unseres Nervensystems, in der Peripherie unseres Körpers. Und im Fasziensystem des Körpers, das durch die mechanische Kraft der Ausrichtung der Haltung und der Bewegung der Atmung ein kontinuierliches inneres Ziehen und Drücken aufs Zwerchfell erwirkt. Letztendlich spüre ich im Sitzen des Zazen, wie durch eine Pumpbewegung alles innerlich massiert, mobilisiert und dynamisiert wird.

Kurioserweise komme ich nicht immer geklärt, ganz oder embodied aus diesen Sitzungen heraus, sondern manchmal auch verknotet und blockiert. Dann hatten meine Gedanken und Gefühle und die Geschichte meines Körpers offenbar eine hohe Spannung, die sich nicht auflösen wollte, und dann erlebe ich mich auf einmal in einem total blockierten Zustand. Aber das ist gut! Denn wenn ich

ihn sich manifestieren lasse, ihn während der Meditation wahrnehme und anerkenne, dann ist er anschließend nicht mehr so stark; ich komme aus der Meditation, und der Alltag fühlt sich schon weniger blockiert an. Denn es gibt eine Kommunikation zwischen dem Alltag und der Meditation; sie beeinflussen sich gegenseitig. Manchmal ist man in der Meditation viel mitgenommener und abgelenkter durch Ereignisse des Alltags als in diesen Situationen selbst. Und umgekehrt erlebt man sich mitunter im Alltag mehr in dem fließenden Zustand, den man eigentlich von der Meditation erwartet, und ist dann viele Stunden im fließenden Zustand der Meditation. Dann fühlt es sich an, als gäbe einem das innere Theater jenen Wind auf die Segel des Körpers und der Handlungen, den man braucht, um seine Aufgaben zu bewältigen.

Wir haben die Meditation ans Ende dieses Buches mit seinen Gedanken und Übungen zu den Blockaden und dem Fluss im Leben gestellt, weil sie genau die Zeiträume oder Dimensionen eröffnet, in denen deutlich erfahrbar wird, dass es die Trennung zwischen Körper und Geist nicht gibt. Im Meditationsprozess erlebt man, dass sich alles durchdringt: das Außen, das Innen, das Fühlen, Denken und Handeln, die Geräusche des Daseins.

Es ist ein Akt der Verkörperlichung, Verleiblichung. Wir könnten es aber genauso gut «Verhirnung» nennen. Denn das Erleben unserer Körperlichkeit haben wir unseren Nerven zu verdanken, und die Nerven sind die Extremitäten des Hirns. Die Grenze der Schädelkapsel dazwischen ist nur eine anatomische Struktur. Doch überall

sind Nerven. Das Nervensystem feuert elektrische Informationen, es nimmt sie auf und sendet sie nach außen. So lässt uns das zentrale Nervensystem fühlen und erleben und da sein. Und die anderen Systeme drum herum – die Immunkraft, die Hormone, Gewebe, Organe und Drüsen – ernähren das Ganze und entsorgen für das Nervensystem die Giftstoffe.

Um das zu erkennen, ist die Meditation eine wunderbare Übung. Sie lässt uns die Komplexität unseres Daseins erleben und immer wieder auf die einfachste Art und Weise reintegrieren. Sich gerade hinsetzen und atmen, mehr nicht. Wie ein Frosch, wie der Vogel auf dem Dach gegenüber, der Hund auf der Holzterrasse in der Sonne. Tiere machen alle Zazen. Und der Rest der Welt, die Weide, die Berge und der Himmel vermutlich auch. Sie sitzen, atmen vor sich hin und lassen ihr Bewusstsein in das Bewusstsein des Daseins fließen.

SCHLUSS: INS FÜHLEN KOMMEN

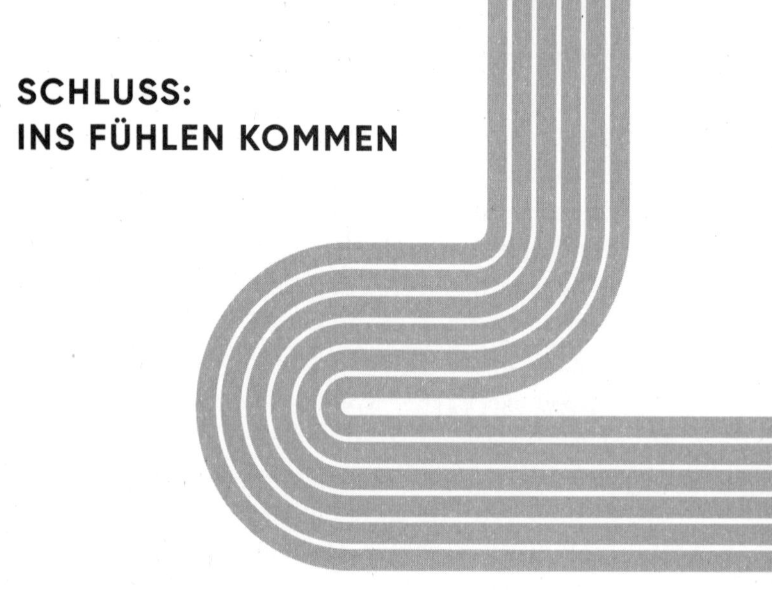

BLOCKADEN GEHÖREN zum Leben dazu. Auch wenn sie unangenehm sind und wir sie lieber gar nicht erst hätten. Die Blockade erscheint uns wie eine Sackgasse, in der wir feststecken und aus der es keinen Ausweg gibt. Doch das ist ein trügerisches Bild, denn nach unserer Erfahrung geht das Leben danach fast immer weiter. Blockade ist nicht Tod, und wir stehen sehr selten auf dem Endpunkt einer Linie, sondern es geht weiter in einer eher zyklischen Bewegung. Nach der Blockade ist vor der Blockade.

Um das besser zu verstehen, hilft vielleicht der Vergleich mit einem Baum. Betrachten wir dessen Stamm im Querschnitt, dann sehen wir dort zahlreiche Ringe. Man kennt das bereits aus der Schule. Da haben wir gelernt,

dass der Baum nicht nur in die Höhe wächst, sondern auch ein wenig in seinem Umfang, da sich jedes Jahr direkt unter seiner Rinde eine neue Schicht Holz bildet. Die Ringe sind unterschiedlich dunkel. Die hellen Ringe entstehen im Frühjahr; da wächst der Baum schneller, und das Wasser strömt in der sogenannten Bastschicht des Stamms nach oben zu den Zweigen, um die Blätter zu versorgen. Die dunklen Ringe stehen für den Winter. Dann zieht sich der Baum in seinem Wachstum zurück und konzentriert seine Kraft nach innen. Jetzt hat er kein zentrifugales Wachstum, sondern ein zentripetales und bildet diesen dunklen Ring der Festigkeit. Das wirkt undynamisch, aber für die Stabilität des Baumes ist es unabdingbar, in regelmäßigen Abständen und in Ruhe diese Ringe aufzubauen.

Wir könnten auch sagen: In den dunklen Ringen verdichtet sich die Materie, und dichte Materie bringt laut Relativitätstheorie eine Verzerrung der Zeitachse mit sich: Die Zeit dehnt sich. So kommen uns auch die Tage im Winter vor, dauerhaft dunkel. Dabei geht es nur in die tiefe Nacht des Jahres hinein, damit alles, was lebt, wieder Kraft sammeln kann, um sich nach vorne zu kämpfen. Ja, der Kampf erscheint schwer und lang, zumal unter Schnee- oder Eisdecken. Und dagegen muss das wachsende Leben drücken und oft gegen Widerstände kämpfen. Aber dann geht es mit Schwung ins Frühlingserwachen.

Mit dieser Widerständigkeit haben auch wir Menschen in Blockaden zu tun. Da wird uns nichts geschenkt. Al-

les wirkt mühsam, schmerzhaft, im Stillstand begriffen. Doch es braucht die Konzentration von Kraft, um nach vorn gehen zu können. Das geschieht selten durch gleichmäßiges Fließen auf einem mittleren Weg, sondern das Auf und Ab ist nötig, um im Schwung zu bleiben und immer wieder von Neuem einen Zyklus einleiten zu können. Diesen Schwung kann man sich wie den eines Jo-Jos denken. Wenn es unten ist, überdreht das Jo-Jo ein paar Mal. Es reißt, ohne Bewegung, und in dieser Überdrehung holt es sich die Energie, um wieder hochzukommen. Im Tiefpunkt des Jo-Jos ist aber kein Stillstand, sondern Bewegung. Genauso ist im Kern der Blockade auch Leben.

Genau genommen konzentrieren sich in der Blockade unsere Energien. Sie stauen sich vor etwas auf und beginnen, einen Druck aufzubauen, der zuerst alles verdichtet und zu verstopfen scheint, was nach der Blockade aber in der Regel abgeräumt worden ist. Vielleicht sogar durch sie. Das bedeutet, dass in Blockaden ein Potenzial steckt, das wir in der jeweiligen Situation aber oft nicht erkennen können. Man denke an einen kleinen Staudamm aus Gehölz im Bach, der, wenn der Druck zu groß wird, bricht. So verdichten sich in uns während einer Wachstumsblockade Gewebe, Energien oder Themen, die dann gelöst einen erneuten Schub auslösen. Und der fühlt sich dann manchmal an wie Flow oder gar wie ein Glücksrausch. Weil es befreiend ist, Widerstände zu überwinden, denn das ist Wachstum. Und das wollen wir Menschen. Es ist die große Freude am menschlichen Dasein, dass wir uns immer neue, kreative Erfahrungsräume und Lebens-

räume erschließen können. Es geht also um einen steten Wandel, das ständige Auf und Ab des Lebens.

Im Taoismus, der Grundlage der chinesischen Medizin, die für mich als Körpertherapeut so hilfreich ist, wird dieses Wechselverhältnis durch das geniale Tao-Zeichen zum Ausdruck gebracht: ein Kreis mit zwei Hälften, die eine schwarz, die andere weiß, getrennt durch eine Sinuskurve aus zwei Wellen, wodurch ein dynamisches Wechselverhältnis entsteht. Beide Seiten haben in sich einen Punkt: einen weißen in der schwarzen Hälfte und einen schwarzen Punkt in der weißen. Das heißt, beide tragen das andere in sich.

Das Tao-Zeichen verkörpert das chinesische Weltbild, dessen Prinzip des dynamischen Wechselverhältnisses sich durch den Kosmos zieht und sich auf alles Mögliche übertragen lässt: auf die Jahreszeiten, die Tageszeiten, den weiblichen Zyklus, das ganze Leben des Menschen. Zum Sommer hin wird die Scheibe immer weißer und hat im Hochsommer das Schwarz fast komplett verdrängt. Doch nichts lässt sich komplett verdrängen. Alle Energie wird nur komprimiert. Nichts geht verloren. Das ist nicht Metaphysik, sondern Physik: das Naturgesetz der Entropie. Diese Kompression der Energie wird dann wieder in der Gegenseite aufgehen. Denn sie ist der Samen, aus dem der nächste Zyklus der Dunkelheit geboren wird: Ab jetzt fängt die schwarze Seite wieder an zuzunehmen. Zur Jahresgleiche im September bildet das Tao-Zeichen wieder zwei gleich bestimmende Hälften, um dann zum Winter hin immer schwärzer zu werden und im Dezember eine

fast komplett schwarze Hälfte zu haben. Aber in deren Mitte brennt ein Lichtlein. Wie die Kerze im Advent, ein Hoffnungsschimmer in Weiß, der Kern des neuen Lichtzyklus, damit es im Frühling wieder heller wird.

Und mit den Fortgeschrittenen und den Spintisiererinnen unter meinen Patientinnen und Patienten setze ich manchmal noch eins drauf: Das Tao-Symbol erscheint uns ja wie ein Kreis, der in sich eine Sinuskurve aus zwei Wellen hat, also einen Zyklus. Aber es ist noch mehr! Stell dir einen Korkenzieher vor: Von der Seite betrachtet, sieht auch er aus wie Sinuskurven, die wellenförmig auf und ab gehen. Wie das Leben, ein sich ständig bewegendes Auf und Ab, das hie und da ins Stocken geraten und einem dann wie eine Blockade erscheinen kann. Ich könnte das sogar noch weiterdrehen, indem ich auf die Wachstumsphasen der chinesischen Medizin eingehe, die an gewissen Punkten der Sinuskurven Stauungen erkennt, wenn sich die fünf Elemente in Yin oder Yang verdichten ... aber wenn du jetzt einfach mal den Korkenzieher von vorne betrachtest, dann siehst du, dass sich die Wellen spiralig drehen, in der Vorderansicht rund sind – und aussehen wie das Tao! Das Tao-Zeichen verbindet also die Linearität der Sinuskurve (von der Seite) mit dem Runden als Symbol des Kreislaufs (von vorn), das sich wie eine Spirale um ein Zentrum herum bewegt – und das Zentrum der Spirale ist leer, ein Loch, als Mittelpunkt eines dynamischen Gleichgewichts. Wie die Nabe eines Rades, das in sich keine Substanz hat, aber für alles Drumherum, die Speichen und die Felge das Sinn gebende Element

ist. Weinkenner nennen dieses Loch im Korkenzieher Seele.

Dieses Nichts ist physikalisch gesehen der Ruhepunkt im Zentrum der Bewegung. Und in der Ruhe liegt die Kraft. Aus dem ältesten Buch der Menschheitsgeschichte, dem *I Ging*, kommt dazu der Gedanke, dass Ruhe nur ein polarer Zustand sei, der als seine Ergänzung dauernd die Bewegung hat. Und dieses Prinzip schwingt in allen Dingen. Also sind Blockade und Fluss wie Ruhe und Bewegung. Körper und Geist sind im Grunde eins. Denn alles kommt aus der Eins: aus der ersten Zelle, die sich in der Embryogenese teilt und sich in viele Zellen unseres gesamten Daseins ausdifferenziert.

Die Trennung zwischen Körper und Geist entspringt einer gewissen Phänomenologie, also der Wahrnehmung unseres täglichen Erlebens. Wir haben den Eindruck, wir denken oben im Kopf und wir fühlen etwa Aufregung im Herzen, Angst in der Blase oder Wut im Bauch. Unsere Gefühle verorten wir im Bauchraum, im Korpus. Das sagen mir meine Patienten Tag für Tag. Aber die Gefühle starten natürlich im zentralen Nervensystem, also im Gehirn, im limbischen System. Das Nervensystem, das sensibel fühlt und motorisch agiert, ist *eins*, vom Gehirn bis zu jenen Nerven, die sich in die letzten Zellen unseres Körpers verzweigen. Nerven senden Signale und empfangen Signale, sie sind keine Einbahnstraße. Und sie sind auf der Haut genauso wie im Gehirn, im Kopf genauso wie in der Peripherie.

Die Unterscheidung, dass das Denken im Kopf sei

und das Fühlen im Restkörper, ist also willkürlich. Wir brauchten sie, um zu erkennen, zu sezieren und zu analysieren, um Fachbereiche beforschen und lehren zu können, in denen sich die einen der Orthopädie widmen, die anderen der Neurologie, der Herzchirurgie, der Endokrinologie, der Nephrologie usw. So entwickelte sich die somatische Medizin, für die Untersuchung des Körpers. Und später kam die psychologisch orientierte Medizin oder Psychiatrie hinzu, die «das Denken und den Geist» untersucht, Wahrnehmung, Gedächtnis, Fantasie, Gefühle; wir nennen es: Psyche oder Kognition. Diese Unterteilungen haben wir in einem Prozess des Erkenntnisgewinns gemacht, aber dann haben wir vergessen, die Bereiche wieder zusammenzusetzen. Und so lernen wir in westlichen Kulturen, Kopf und Körper als voneinander getrennt wahrzunehmen, wo andere im Zeichen des Tao lernen, den Menschen als eins zu erleben.

Doch jetzt versuchen wir auch im Westen, uns darauf rückzubesinnen, wie alles zusammenhängt. Dass es eins ist, ganz, und wir ein Teil davon sind. Embodiment ist der Weg dahin, das Mittel. Es bedeutet wörtlich übersetzt «Verkörperung». Aber was wir damit meinen, ist, dass wir die Wahrnehmung wieder an das Ursprüngliche binden, und das tun wir in dem Moment, in dem wir ins Fühlen gehen. Dadurch entfällt die Trennung zwischen Kopf und Körper. Denn das körperliche Erleben des Embodiment ist ein denkendes Fühlen. Wir haben versucht, die Spannbreite des Embodiment zu verdeutlichen. Sie reicht von einer völlig unspektakulären verkörperten Präsenz im

Alltag, übers Essen oder Sex, bei dem die Partner ganz in der fühlenden Begegnung sind, statt auf den Orgasmus hinzuarbeiten, bis hin zu Momenten, in denen man das ozeanische Gefühl der Allverbundenheit hat. Embodiment ist jederzeit und überall möglich. Es fängt damit an, dass wir unseren Körper nicht mehr *benutzen,* sondern uns bewusst machen, dass wir unser Körper *sind.* Im Embodiment können wir lernen, wieder mehr ins Fühlen zu kommen. Und somit von der Blockade in den Fluss des Lebens.

ANHANG: DIE ÜBUNGEN IM ÜBERBLICK

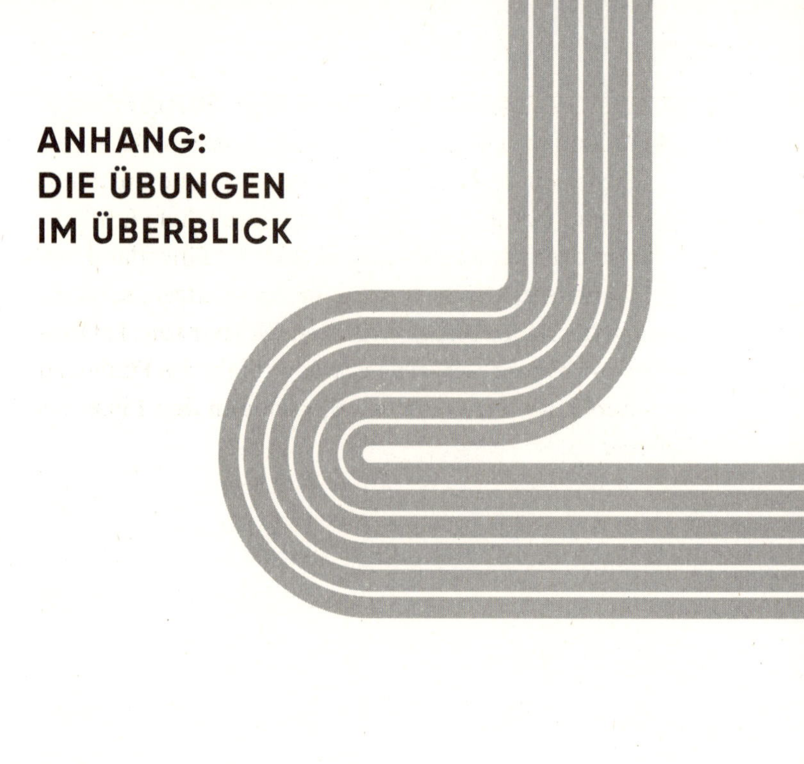

ÜBUNG:
JONES-TECHNIK

Wenn du eine Blockade in der Lendenwirbelsäule hast, leg dich auf den Rücken (egal ob auf dem Boden oder im Bett) und zieh deine Beine in Richtung Bauch an. Dann suchst du den Punkt, an dem du am wenigsten Schmerzen hast. Nun bewegst du nach dem gleichen Prinzip deine angezogenen Knie nach links und rechts. Als Nächstes schiebst du in dieser Position zuerst die eine und dann die andere Hand auf dem Boden in die dem Kopf entgegengesetzte Richtung, sodass du mit dem Oberkörper eine Seitneigung erwirkst und auch hier spürst, wo der Moment mit dem geringsten Schmerz ist. So hast du in allen Bewegungsebenen um den Schmerz herum Beugung, Neigung und Streckung getestet. In der entspanntesten Haltung kann nach zwei Minuten ein Gefühl der Entspannung eintreten. Wenn möglich, bleibe 20 Minuten so liegen. Dadurch lassen die Muskelspindeln in den Muskeln nach und lösen den Spasmus, also den Krampf, auf.

ÜBUNG:
KREISELN

Es ist, als würde man ein verdrehtes Kabel auskreiseln lassen. Stell dich in die Qigong-Stellung: Knie leicht gebeugt, die Außenkanten der Füße schließen mit der Linie des Beckens ab, Rücken leicht rund, Kreuzbein nicht ins Hohlkreuz drücken, sondern entspannen, Arme und Hände leicht gebeugt mit etwas Luft unter den Achseln wie ein Revolverheld. Entspanne deine Gesichtsmuskulatur, entspanne dich und lass den Atem frei durch den Körper fließen! Mit geschlossenen Augen funktioniert es besser. Nach einer Weile beginnt der Körper, unwillkürliche Eigenbewegungen zu machen. Lass sie zu, folge ihnen! Es können Zuckungen sein, Zittern oder kleine kreisförmige Bewegungen. Manchmal nimmt der Körper auch eine groteske Position ein, etwa wenn sich das Becken zur Seite dreht, während sich der Oberkörper nach vorn dreht. Überlass dich der Eigenbewegung, in kleinen Kreisen um das Zentrum des Problems, und erhol dich darin!

ÜBUNG:
LOSES MAUL

Führ den Zeigefinger an der oberen Backenzahnreihe außen entlang nach hinten und drück dort leicht nach oben auf den Muskel. Der gehört zur Kaumuskulatur und heißt Musculus pterygoideus lateralis. Durch diesen Gegendruck kann man die Anspannung des Muskels lösen und lockert dann automatisch den Unterkiefer mit. Diese Übung ist dafür da, wenn man den Mund plötzlich nicht mehr schließen kann, und tut ebenfalls gut, wenn sich über die Nacht die Kaumuskulatur verspannt hat.

ÜBUNG:
AUFWACHEN

Wie bei der Bettgymnastik stellst du die Beine im Bett an und bewegst sie von links nach rechts hin und her. Damit verdreht sich unsere Wirbelsäule. Füße gerade auf die Matratze, dann Beine, Po und Rücken nach oben durchdrücken zur Brücke. So wird der Kopf schön durchblutet. Auf den Bauch legen, Kopf heben, Beine und Arme durchstrecken, sodass die Rückenmuskulatur angespannt wird. Jetzt die entgegengesetzte Bewegung: Hände und Knie aufstellen und wie eine Katze den Buckel machen, dabei den Bauch zur Wirbelsäule drücken, miau: wach!

ÜBUNG:
BEWEGUNG (NACH-)FÜHLEN

Wecke das Qi, indem du dich in die Qigong-Position stellst und deinen ganzen Körper in einer auf und ab wippenden Weise leicht schüttelst, als wolltest du alle Spannung abschütteln. Geh ruhig systematisch vor, vom Kopf übers Gesicht, den Nacken, die Schultern, die Muskeln des Brustkorbs, des Bauchs, des Beckens, die Oberschenkel und Unterschenkel bis zu den Füßen. Du kannst auch eine Schicht tiefer schütteln und dich auf deine Organe konzentrieren: deine beiden Lungenhälften, dein Herz, den Oberbauch, die Leber, die Nieren, die Gedärme, den unteren Bauch. Schüttel den letzten Tropfen Spannung ab. Das kann ruhig drei Minuten dauern. Am Schluss stoppst du abrupt, und wenn du nun mit geschlossenen Augen in deinen Körper hineinhorchst, spürst du die Nachwirkungen des Schüttelns im ganzen Körper. Obwohl er nicht bewegt wird. Das ist ein Beispiel für inneres (Nach-)Fühlen, das man bei vielen Bewegungen erleben kann.

ÜBUNG:
ATMEN

Setz dich entspannt hin und lege die Hände übereinander auf den Unterbauch. Mit der Einatmung heben sich die Hände ein wenig, und mit dem Ausatmen senken sie sich wieder zusammen mit dem Bauch. Das ist im Yoga die Stufe 1. Die Ausweitung der Bewegung erfasst den Brustkorb, dessen Flanken sich weiter stellen, sodass sich das Brustbein auf der Mittellinie zwischen den Brusthälften leicht heben kann. Das ist die Stufe 2 des Yoga. Die Stufe 3, das Heben der Schultern zur Erweiterung des Brustraums, brauchen wir zum entspannten Atmen nicht, sondern nur für die Notfallatmung. Wir beobachten aber, dass wir im Alltag in der Atmung hier stark fixiert sind. Die Ausatmung erfolgt in umgekehrter Reihenfolge: Als Erstes entspannen sich die Schultern, dann senkt sich Brustkorb und zuletzt der Bauch. Ein- und Ausatmung werden zu einer fließenden Welle. Die bewusste Ausführung der Bauch- und Brustkorbatmung hilft, die dritte Stufe zu entspannen. Im Laufe der Zeit kannst du beobachten, dass die Ausatmung länger ist als die Einatmung. Das ist gut so! Mit der verlängerten Ausatmung schaltet unser Hirnstamm in den Parasympathikus, was eine beruhigende Wirkung

hat. Man kann es trainieren, wenn man im Hintergrund das Ticken einer Uhr hört oder innerlich gleichmäßig mitzählt. Kürzer ein- als auszuatmen hilft immer, um entspannter zu werden. Beispielsweise hilft es auch in Situationen, in denen du aufgeregt bist: Atme einfach ein und tief aus, mindestens zehn Mal.

ÜBUNG:
WAS IST DEIN HOBBY?

Hast du überhaupt ein Hobby? Denk mal drüber nach! Manche halten das für ein altmodisches Wort, aber wir können auch so fragen: Was ist deine Leidenschaft? Betreibst du sie als Hobby? Wenn ja, gut so! Denn das macht zufrieden, es drängt zur Tätigkeit und hält frisch und jung. Solltest du im Älterwerden kein Hobby haben, such dir unbedingt eines: Hol die Klarinette deiner Jugend wieder hervor, male, schneidere, mach einen Tanzkurs, lern eine neue Sprache, do it yourself! Ganz egal, was andere davon halten mögen, Hauptsache, es macht dir Spaß. Und sprich dann ruhig selbstbewusst von «meinem Hobby». Denn heute heißt es eher, dass wir an etwas «arbeiten» – an der Beziehung, am eigenen Körper, im Garten oder an der Leistung. Schließlich haben wir effizient und zielgerichtet zu sein und sollten unser Tun stets für irgendeinen Zweck instrumentalisieren. Statt einfach nur einem scheinbar sinnlosen Hobby nachzugehen, einer Tätigkeit, deren Ausübung uns Freude bringt und zufrieden macht. Selbst wenn du den 17. selbst gestrickten Pulli weder anziehen noch verschenken noch verkaufen willst – wenn Stricken dir Spaß macht, dann strick auch noch

einen 18. Pullover! Das Wort Hobby kommt übrigens vom englischen Ausdruck «hobby horse», dem Steckenpferd, mit dem kleine Kinder ihre Energien austoben können. Bau dir selbst eins, mach Unsinn, hab Spaß!

ÜBUNG:
INTERESSE WECKEN

Such dir drei beliebige Dinge oder Menschen in deiner nächsten Umgebung, zum Beispiel einen Baum, ein Ding, eine Person. Egal ob du in der U-Bahn bist, auf dem Weg zur Arbeit, am Gartenzaun oder in einer Bar. Und dann formuliere innerlich an diese Person oder diesen Gegenstand drei Fragen. Anfangs wirst du stocken und denken: So viele fallen mir gar nicht ein. Aber frag weiter! Du kannst das üben, denn Fragen kommen durchs Fragen. Wir können uns bewusst in den Fragemodus begeben, statt nur im Antwort- oder Monologmodus zu verharren, in dem sich viele von uns wohler zu fühlen scheinen.

Und dann gehst du einen Schritt weiter: Baum, Ding, Person – 10 Fragen! Lass dir Fragen einfallen, und allmählich fallen sie dir zu, und du wirst erkennen, wie vielfältig deine Umgebung im Grunde ist.

ÜBUNG:
LOSLASSEN UND ANNEHMEN

Halte deine Unterarme vor den Oberkörper parallel zum Boden, die Ellbogen sind nah am Körper, die Hände zeigen weg von dir. Balle die Hände zu zwei Fäusten. Dann öffne die Hände, die Handflächen zeigen nach oben. Lass los. Atme aus, gebe. Und nun zieh die Hände zum Brustkorb ran, dorthin, wo der Solarplexus liegt, das Herz, der Atem, das Zwerchfell. Nimm an. So übst du loszulassen und erfährst, wie es körperlich spürbar zu einem Annehmen wird.

PARADOXE INTERVENTION: BLEIB SO

Sag es dir 10 Mal vor, 20 Mal, 100 Mal und dann noch einmal: «Mathe ist nicht mein Ding!», «Ich bin nicht sportlich!», «Ich kann mich nicht bewegen!», «Ich vertrage keine Zwiebeln, Milch, Weizen etc.!», «Ich hasse Wandern, Joggen, Gartenarbeit!», «Ich habe keinen grünen Daumen! Ich habe keinen grünen Daumen! Ich habe keinen grünen Daumen! Nein, ich kann das nicht.»

Du sagst dir den Satz, der für dich gerade von Bedeutung ist, so oft vor, bis er sich automatisiert. Dadurch nimmst du innerlich von ihm Abstand, sodass du dich wie eine Karikatur deiner Gedankenkonstruktion fühlst – und drüber lachen kannst. Lachen macht frei.

ÜBUNG:
NOTARZT

Versuch mal, dieses Wort (NOTARZT) nicht zu lesen!

ÜBUNG:
GANZ (DA) SEIN

Wir atmen ein, wir atmen aus und entspannen unsere Gesichtsmuskeln: Stirn, Augen, Wangen, Mund, Hals. Wir atmen ein, wir atmen aus und spüren unseren Körper, wo er auf der Erde aufliegt: Kopf, Schultern, Rücken, Becken, Oberschenkel, Unterschenkel, Füße. So fühlen wir den Körper vor dem Hintergrund der Atembewegung in seiner Ganzheit, ohne die zuvor gemachte Unterteilung nach einzelnen Körperteilen. Wir fühlen unseren Körper vollständig und lebendig.

Dieses Fühlen weiten wir aus über die Wahrnehmung des Hörens, Riechens und Schmeckens. Während wir derart versuchen, unseren Geist zu richten, kommen uns Gedanken und Bilder in den Sinn. Anfangs stammen sie oft aus der unmittelbaren Vergangenheit, wie: «Mist, ich habe vergessen, Kaffee einzukaufen.» Oder weisen in die Zukunft, wie: «Ich muss ihr dieses Lied aus dem Radio schicken, das wird sie freuen.» Oder: «Da werde ich nachher mal nachfragen, was diese Bemerkung gestern sollte.»

Und zack, haben wir Emotionen im Spiel. Mehr oder weniger geben die Emotionen unseren Gedanken immer eine Färbung. Den Gedanken über die eine Bemerkung wird vermutlich ein Groll

färben, und es ist nicht ganz unwahrscheinlich, dass dies einem Muster entspricht, das wir schon öfter hatten, wenn wir uns ungerecht behandelt fühlten. Damit hätten wir auch die Gedankenkonstruktionen.

All diesen Phänomenen unserer Wahrnehmung ist gemein, dass die Atmung immer anwesend ist, genau wie unser Bewusstsein. Das kann mal unbewusster und schläfriger werden oder etwas hochgedrehter und aktiver – wie zum Beispiel, wenn uns der Groll mit dem Gedanken an die Bemerkung besonders verwickelt –, aber eigentlich ist alles im Fluss.

Und dann gibt es Momente, in denen nur der Körper da ist und man vor dem Hintergrund des Straßengebrabbels nur den eigenen Atem hört. Das ist der faszinierende Moment, in dem man den Beweis hat, dass es ein Bewusstsein gibt, das jenseits des Denkens funktioniert und uns und alles spiegelt.

ÜBUNG:
SCHREIB ES AUF

Nimm dir an drei Tagen hintereinander je ein Mal 15 Minuten Zeit und schreibe über eines oder mehrere Erlebnisse, die dich belasten. Halte dich an die Zeit. Schreib nicht darüber hinaus. Wenn du nicht schwer traumatisiert bist, wirst du sehen, wie genau du dich erinnern kannst, dass du fast alles in klare Worte fassen kannst. Und wie gut es tut, wenn sich deine Geschichte sortiert. Vielleicht liest du deine Texte anschließend jemandem vor. Zuhörerinnen und Zuhörer geben Resonanz und stellen fast immer spontan gute Fragen.

ÜBUNG:
MERK'S DIR EINFACH

Trainiere das Einkaufen ohne Zettel. Leg dafür die zwölf Dinge, die du brauchst, in dein inneres Regal. Das ist dein Körper. Darauf erstellst du eine Route: Punkt 1 ist der linke Fuß, Punkt 2 das linke Knie, Punkt 3 die linke Hüfte, Punkt 4 die linke Schulter, Punkt 5 der linke Ellbogen, Punkt 6 die linke Hand, Punkt 7 der rechte Fuß, Punkt 8 das rechte Knie, Punkt 9 die rechte Hüfte, Punkt 10 die rechte Schulter, Punkt 11 der rechte Ellbogen, Punkt 12 die rechte Hand. Das wirst du garantiert wiederholen können, das hast du schon beim Lesen mitgefühlt.
Und jetzt legst du auf jedem Ort von dem, was du einkaufen willst, ein kurioses Bild ab! Die Milch legst du zum linken Fuß, du trittst drauf, und sie platscht hoch. An deinem linken Knie klebt der Gorgonzola. An die linke Hüfte kommt das Steak, die ist aufgeschnitten, und man sieht das dunkle Fleisch darunter. An der linken Schulter klebt die Matsche von den Tomaten, die du kaufen willst. Am linken Ellbogen bist du irgendwie an die Zahnpasta gekommen und so weiter. Jetzt wiederhol das! Und wenn du im Supermarkt bist, hast du es drauf!

ÜBUNG:
WIE BIN ICH?

Bitte drei Menschen, die dir nahestehen, zum Beispiel Freundinnen oder jemanden aus der Familie, dir per SMS oder WhatsApp drei deiner herausragenden Eigenschaften zu nennen. Spontan, kurz und knackig! Es ist eine scheinbar banale Übung, die dennoch Überwindung kosten kann. Aber sie wird überraschende, interessante und auch lustige Resonanz erzeugen, über die nachzudenken – auch laut – anregend sein kann. Falls zu wenig Wertschätzung kommt, frage nach und finde heraus, was wie gemeint war.

ÜBUNG:
SCHLAF GUT

Nicht zu spät ins Bett gehen und am besten immer ungefähr zur gleichen Uhrzeit (mit Abweichungen bis zu 30 Minuten); am Abend nur eine leichte Mahlzeit zu sich nehmen; bis zu vier Stunden vor dem Schlafengehen keine aufputschenden oder koffeinhaltigen Getränke wie Cola, Kaffee, schwarzen oder grünen Tee trinken; auf Alkohol möglichst verzichten; das Schlafzimmer gut lüften, die Zimmertemperatur sollte nicht zu hoch sein (manche Experten raten zu 16–19 Grad); darauf achten, dass der zeitliche Abstand zwischen Arbeit oder geistiger Tätigkeit und Schlafengehen groß genug ist; möglichst nicht direkt vor dem Einschlafen auf dem Bildschirm lesen; ein persönliches Einschlafritual einführen, zum Beispiel ganz sanfte körperliche Bewegungen oder einen Bodyscan.

ÜBUNG:
DEN SCHWEINEHUND STREICHELN

Wenn du joggst, und der innere Schweinehund macht sich auf einmal lautstark bemerkbar, bringt es leider überhaupt nichts, ihn zu ignorieren. Dadurch wird er nur noch größer und fauler. Nimm stattdessen die Schwäche des Schweinehunds zur Kenntnis. Mach dir ganz bewusst: Ah, da ist er wieder, der Schweinehund, der Blockadepunkt. Beuge dich zu ihm hinab, streichel ihn kurz, und lauf dann einfach weiter. Ganz ruhig und unbeirrt und liebevoll lächelnd läufst du am Schweinehund vorbei. Leine einfach länger lassen. Und ihn überwinden. Er wird mit Sicherheit wieder aufstehen und hinter dir hertraben, still und ausdauernder, als du befürchtet hast. Denn er, das Schwein, ist ein Hund, und dazu da, um dir zu folgen!

ÜBUNG:
SINGEN

Was sind deine drei Lieblingssongs? Such einen davon auf YouTube in der Karaoke-Version, da ist dann der Text mit eingeblendet. Mittlerweile gibt es die Karaoke-Version sogar bei manchen Streaming-Plattformen. Und dann leg los und sing! Vielleicht kommst du dir anfangs etwas blöd vor – aber nur bis du merkst, wie viel Spaß das Singen macht. Unzählig die Karaoke-Abende, an denen sich die Harten anfangs spöttisch zurückhielten und später nicht mehr vom Mikro zu lösen waren, so hingerissen waren sie von ihren eigenen Jonny-Cash- oder Billie-Eilish-Interpretationen.

ÜBUNG:
STELL DICH TOT

Du legst dich flach auf den Rücken. Die Beine liegen entspannt auf dem Boden, sodass die Füße nach außen fallen; die Arme sind locker neben dem Körper, die Handflächen zeigen nach oben. Vielleicht brauchst du eine kleine Rolle unter den Knien, wenn dein Kreuz schmerzt. Schließ deine Augen. Und jetzt atmest du ein. Und atmest aus. Entspann deine Gesichtsmuskeln, Stirn, Augen, Wangen, Mund, Hals. Einatmen, ausatmen. Spüre, wo der Körper auf dem Boden aufliegt, und geh dann mit der Aufmerksamkeit weiter: Wie liegen Kopf, Schultern, Rücken, Becken, Oberschenkel, Unterschenkel, Fersen auf? So fühlst du den ganzen Körper vor dem Hintergrund der Atembewegung. Du spürst, dass du in Ruhe bist, aber nicht tot. Sondern vollständig und lebendig.

Es ist, als würde der Körper in Shavasana umprogrammiert durch ein Feedback. Denn die Ruhestellung ist nicht einfach nur eine Verschnaufpause, während der das parasympathische, entspannende Nervensystem aktiviert wird, sodass die Herzfrequenz sinkt, die Blutgefäße sich erweitern, die Verdauung wieder in Gang kommt und die Atmung ruhiger wird. In Verdrehung des

Augenscheinlichen ist diese Übung nämlich der Wachstumsschub nach dem Blockadeschmerz. Du lockerst Gefühle und die Gedankenkonstruktionen, die dir signalisiert hatten: heute nur bis hier und nicht weiter.

ÜBUNG:
GOLDENER BALL

Wir kennen diese Qigong-Übung vermutlich alle aus unserer Kindheit: Wenn du deine Handflächen vor der Brust gegeneinanderlegst und wieder auseinanderziehst, zusammenlegen, auseinanderziehen, zusammenlegen, auseinanderziehen. Dabei übst du beim Zusammenlegen Druck auf die Handflächen aus, und während des Auseinanderziehens entspannst du die Hände. So als würdest du einen Ball fest zusammenpressen, lockern, halten.

Mit diesem Gewahrsein der Bewegung unserer Hände gehen wir in eine Grundübung des Qigong, das Wecken des Qi. Nimm die Ausgangsstellung ein – die Füße und Schultern sind parallel, Beine locker. Dann führ die aneinandergelegten Handflächen nach oben über den Kopf und von dort vor der Mittellinie des Körpers parallel nach unten, dabei zeigen die Handflächen zum Boden. Dabei kann das Gefühl entstehen, als drücke man einen Ball unter Wasser. Das wiederholst du einige Male und legst dann die Handflächen übereinander auf den Unterbauch, nimmst ein paar ruhige Atemzüge und spürst nach.

ÜBUNG:
MACH JEMANDEN NACH

Wenn man den Gang eines Menschen nachmacht, bekommt man ein Gefühl dafür, wie sie oder er sich fühlen könnte. Folge einfach mal Leuten auf der Straße für ein paar Meter und lass dich in ihre Gangart fallen. Du wirst merken, dass du dich dabei anders fühlst als bei deinem üblichen Gang. Oder morgens vor dem Spiegel: Imitiere die Bewegungen von Schauspielerinnen und Schauspielern deiner Lieblingsfilme. Nicht die Signature Moves von Sportlern und Stars, sondern jene Körperhaltungen, die in bezeichnenden Szenen bestimmte Gefühle ausdrücken. Sofort wird sich ein Pathos über deinen Alltag legen, das all den normalen Bewegungen unter Hemd und Hose ein Schillern, ein Funkeln verleiht. Verhalte dich einfach mal so, als würde dich eine Kamera beobachten. Du wirst dich wie angeknipst fühlen und merken, dass du den Raum anders füllst: bewusster, präsenter. Und wenn du das öfter machst, kannst du, anstatt andere zu imitieren, in den Ausdruck deines eigenen Wesens kommen. Mach dich dir selbst bewusst, und du wirst automatisch eine Spannung und Haltung aufrechterhalten.

ÜBUNG:
DEN KÖRPER SPRECHEN LASSEN

Den Körper kann man in Gesprächen bewusst einsetzen. Achte einmal darauf, und dann wirst du gewahr, dass du gerade die Beine genauso übergeschlagen hast wie dein Gegenüber. Offenbar seid ihr euch einig. Willst du diesen Eindruck nicht zu stark werden lassen, veränderst du bewusst deine Position. Oftmals macht man das, bevor man widerspricht. Dann beugt man sich vor oder verschränkt die Arme. Beobachte das mal!
Du kannst auch trainieren, je nach Situation ein Gesicht zu machen, in dem man lesen oder nicht lesen kann; eine Körperhaltung einzunehmen, die Gemeinsamkeit zeigt oder spielt; eine Ausstrahlung zu kultivieren, die Offenheit und Lebendigkeit stimuliert. So kannst du deinen sprechenden Körper mitdenken. Mach dir das öfter mal bewusst, dann wirst du in Gesprächen mehr erfahren – über dein Gegenüber und über dich selbst!

ÜBUNG:
WEINE, LASS ES FLIESSEN

Weinen will wieder gelernt sein. Die meisten von uns unterdrücken es, weil wir das Gefühl haben, damit Schwäche zu zeigen. Aber lass es kommen, wenn du dich gegenüber einem vertrauensvollen Menschen darin gerade sicher fühlen kannst. Lass den Körper machen. Denn was da in den Flow kommen möchte, ist im Körper gespeicherte Geschichte. Und nicht der innerste Kern deiner Persönlichkeit, für den du dich schämen müsstest. Du wirst weich, und wenn die Tränen fließen, werden Serotonin und Endorphine freigesetzt. Deshalb fühlt man sich nach dem Weinen erleichtert.

ÜBUNG:
HINSETZEN/ZAZEN

Für die Zen-Meditation sucht man sich einen ruhigen, gut belüfteten Ort. Es kann in der Wohnung sein, draußen oder in einem Dojo. «Zazen» heißt einfach nur: sitzen. Dafür hat man das Zafu, ein kleines rundes Kissen, das zumeist mit einer Art Wolle gefüllt ist. Das kann man auf eine Decke legen, um die Knie zu schonen, denn wenn man sich auf das Zafu setzt, wird der Po leicht erhöht, und die Knie sind dem Druck des Gewichts ausgesetzt. Es geht aber auch ohne Zafu, indem man sich eine Decke zusammenrollt oder faltet.

Man setzt sich auf die Mitte des Kissens und legt die Beine vor sich verschränkt auf den Boden, idealerweise den Fuß auf den gegenüberliegenden Oberschenkel oder zumindest den Unterschenkel. Das wäre dann der Halbe- oder der Viertel-Lotus-Sitz. Wer so nicht sitzen kann, kann sich auch im Reitersitz auf ein Kissen setzen. Wichtig ist, dass die Knie am Boden sind und mit dem Po zusammen ein Dreieck bilden. Das ist die stabile Basis der Haltung. So sitzt das Becken in der Mitte, zwischen den Geschlechtswerkzeugen und dem Anus auf dem sogenannten Jen-Mo-Punkt. In der Anatomie nennt man

diesen Muskel den Musculus pubococcygeus, er umgibt den Beckenboden. In der chinesischen Medizin wird er als der erste sogenannte Quellpunkt gesehen, als Sammelpunkt für Qi. Er befindet sich zwischen dem Kreislaufsystem zweier zentraler Meridiane, die beide durch die Körpermitte gehen. Wir fühlen diesen Punkt, wenn wir mit dem Becken vor- und zurückrollen, zwischen den knöchernen Sitzbeinhöckern im Po und dem Schambein, und dann das Becken einfach frei nach hinten fallen lassen. Dann sitzen wir auf dem richtigen Punkt.

Das ist das Fundament unserer Haltung. Darüber richtet sich unsere Wirbelsäule auf, und durch leichtes Einziehen des Kinns streckt sich unser Nacken etwas nach oben. Unser Kinn gleitet also nicht nach vorne, sondern wir brauchen diese Energie, die entsteht, weil unser Kinn beim Einziehen den Nacken leicht nach oben streckt. Dadurch öffnet sich die Schädelbasis hinten, und die Hirnnerven – der Wander- oder Vagusnerv, der Schulterheber, der Kopfwender und der Zungennerv – können frei austreten und sich entspannen. Die Schultern fallen herab. Die linke Hand liegt in der rechten, wobei die Daumen gegeneinander abgestützt in einer exakten Waagerechten sind und Kanten der kleinen Finger am Unterbauch anliegen. So bilden die Hände ein Oval, das man das «Mudra der Gelassenheit»

nennt. Die Nase ist, so steht es in den Anleitungen von Dogen Zenji, einem japanischen Meister des sechsten Jahrhunderts, über dem Bauchnabel, die Ohren über der Schulter und die Schultern über der Hüfte.
Wir entspannen unser Gesicht und legen unseren Blick auf einem Punkt ab, der im 45-Grad-Winkel nach unten zum Boden geht oder an die Wand, vor der wir sitzen. Die Augen sind also nicht geschlossen, sondern wir lassen den Blick leicht vor uns ruhen und entspannen unsere Stirn, unsere Wangen, unseren Mund und unsere Kiefermuskeln. Die Zahnreihen liegen aufeinander, die Zunge liegt flächig am Gaumen.
Wir atmen einmal tief durch den Mund aus, dann drei Mal ein und aus, das entspannt das Zwerchfell. Jetzt geht die Atmung weiter durch die Nase. Das geschieht in dieser Haltung ganz automatisch. Sie kommt aus dem Beckenboden, dem Fundament, auf dem wir wie ein Berg sitzen, und streckt sich durch den Körper entlang der Wirbelsäule zum Himmel.
Und dann fangen wir Anfänger wie Fortgeschrittene an zu horchen und können es spüren und denken:

«Ein Ding fließt in ein anderes über und kann nicht festgehalten werden. Ehe der Regen aufhört, hören wir einen Vogel. Selbst unter dem tiefen

Schnee sehen wir Schneeglöckchen und neues Wachstum. Im Osten sah ich schon Rhabarber. In Japan essen wir im Frühling Gurken.»

ZITATHINWEIS

Die Zitate von Mihály Csíkszentmihályi stammen aus: Mihály Csíkszentmihályi, *Flow. Das Geheimnis des Glücks*, Stuttgart: Klett-Cotta, 2017.

Das Zitat auf Seite 146 ist von Shunryu Suzuki und stammt aus: Shunryu Suzuki, *Zen-Geist – Anfänger-Geist*, Bielefeld: Theseus-Verlag, 2016.